U0128296

川崎症

Kawasaki Disease

口袋寶貝書

郭和昌 醫師　主編

謝凱生 教授　校閱

高雄長庚醫院
川崎症團隊　合著

麗文文化事業

■ 國家圖書館出版品預行編目（CIP）資料

川崎症口袋寶貝書 / 謝凱生等著；郭和昌主編.
-- 初版. -- 高雄市：麗文文化, 2017.04
面； 公分
ISBN 978-957-748-917-3（平裝）

1.川崎病

417.59　　106000242

川崎症口袋寶貝書

初版二刷・2017年4月

主編	郭和昌
共同著者	謝凱生、郭哲彰、王亮人、王琳毅、張鈴偲、李榮明、林燕縫、邱燕甘、林怡攸、侯秋萍、李銘勛、蕭淑蓮、顏菁儀
插圖繪製	張羽彤
封面設計	余旻禎
責任編輯	王珮穎
發行人	楊曉祺
總編輯	蔡國彬
出版者	麗文文化事業股份有限公司
地址	80252 高雄市苓雅區五福一路 57 號 2 樓之 2
電話	07-2265267
傳真	07-2233073
網址	www.liwen.com.tw
電子信箱	liwen@liwen.com.tw
劃撥帳號	41423894
購書專線	07-2265267 轉 236
臺北分公司	23445 新北市永和區秀朗路一段 41 號
電話	02-29229075
傳真	02-29220464
法律顧問	林廷隆律師
電話	02-29658212

行政院新聞局出版事業登記證局版台業字第 5692 號
ISBN 978-957-748-917-3（平裝）

麗文文化事業　　定價：200 元

目錄

1 什麼是「川崎寶貝」？

川崎症中心　郭和昌醫師

對於無法預防的川崎症
宣導認識是最佳的預防

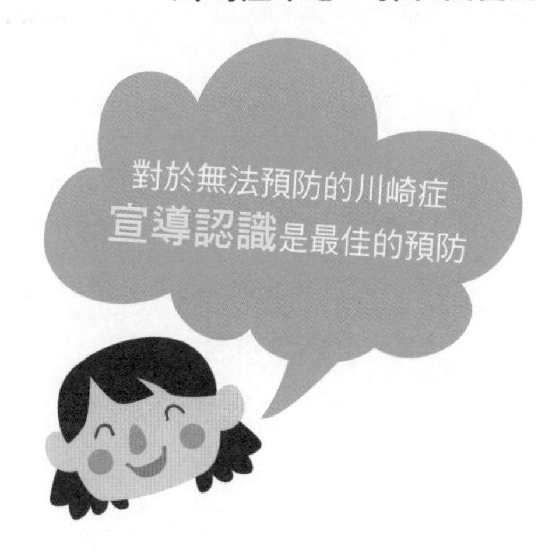

川崎症（Kawasaki disease，或稱黏膜皮膚淋巴結症候群、川崎氏症、川崎病）是一種全身性血管發炎症候群，造成的原因目前仍不清楚。

1967 年由日本川崎富作醫師首先發現。

台灣兒科醫學會於 2010 年，曾針對全國 500 多名兒科專科醫師進行問卷訪查，結果川崎症被票選為「兒童十大棘手疾病」中的第 1 名。連一群對兒童醫療最專業的兒童專科醫師都對它感到傷透腦筋，因此一般的家長們更要提早認識川崎症的特徵。

台灣的「川崎症」發生率高居全世界第 3 名，故不是罕見疾病，僅次於日本及韓國；台灣每年有將近 1,000 個新罹病個案，中國大陸 1 年預估有 100,000 名新個案；日本 1 年預估有 20,000 名新個案；在台灣，根據健保資料分析每年 4 到 6 月時期是好發的高峰期，且以 5 歲以下的兒童為最常見，有 85% 的發病於 5 歲以下；此病若未能及時使用免疫球蛋白治療，將有 25% 會造成心臟血管的傷害且可能會影響一生，也是目前許多地區後天性心臟病的主要原因，孩子出生時心臟是完好的，卻因為川崎症未獲妥善治療而影響，故稱「後天性」心臟病。

許多家長都是於小孩子遭遇川崎症之後，才開始 Google 或想要了解什麼是川崎症。因此，很容易錯過「十天的黃金治療期」，對於無法預測的川崎症，最好的防治方法就是宣導認識這個疾病，讓家長都能事先有所警覺並謹慎的防範。

如何收服川崎寶貝 診斷篇

川崎症中心　郭和昌醫師

首先，必要條件為發燒超過 5 天或以上（耳溫＞38℃）。

再者，合併下列 5 個診斷特色口訣中 1-2-3-4-5 的 4 項，即可以確診川崎症（4／5 符合）：

1 個嘴巴紅腫乾裂及草莓舌
2 個紅眼睛（非化膿性且無痛）
3 隻手指觸摸頸部淋巴結腫大
4 肢末端紅腫及退燒後的脫皮
5 天發燒及全身多型性皮膚疹

（特色照片及診斷口訣請參考附錄）

數字「5」與川崎症密切相關，我們特別發明了「1-2-3-4-5」口訣及 4 個「5」讓家長特別熟記川崎症症狀特色。

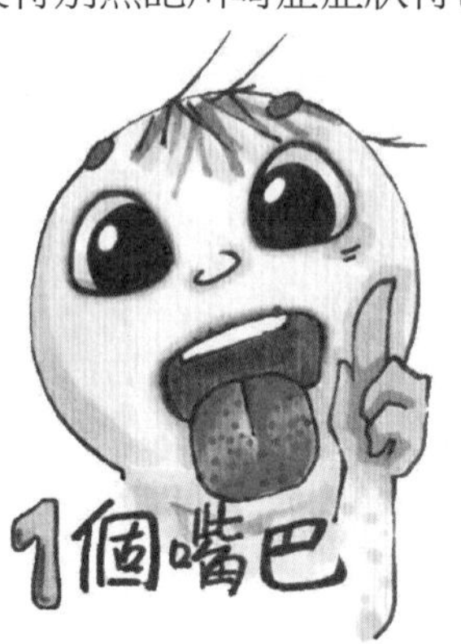

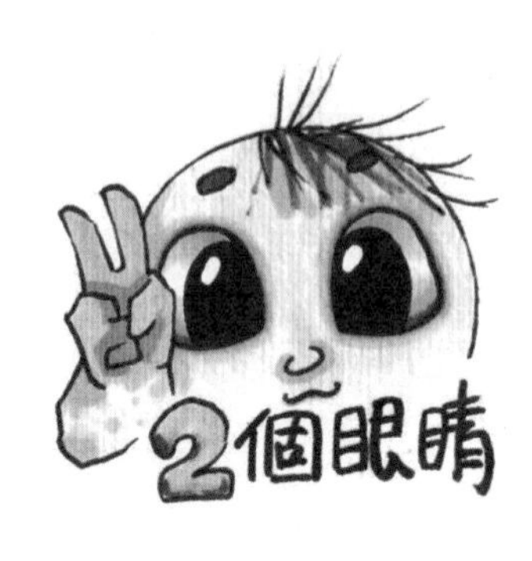

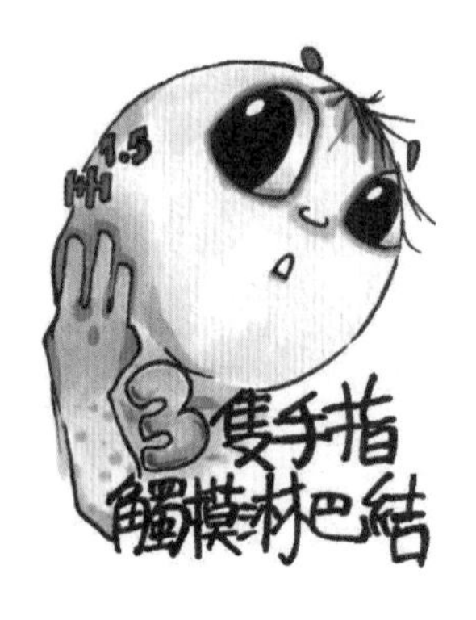

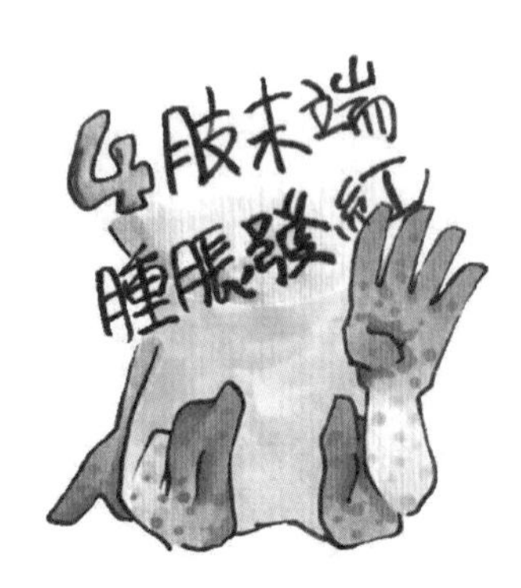

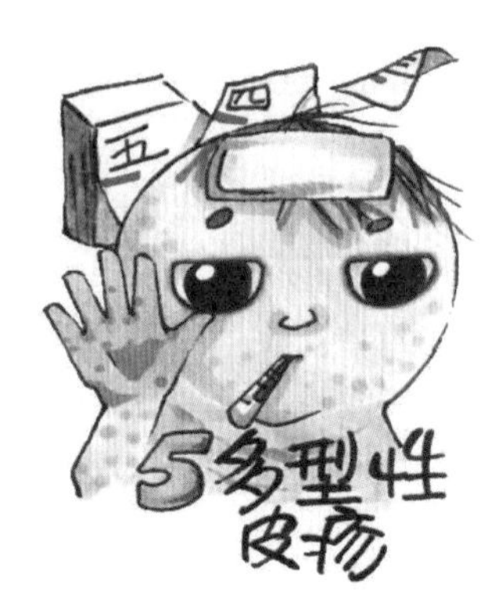

與 5「有緣」的川崎症

好發於	5	歲以下幼童
連續高燒超過		天
典型症狀有		項
台灣盛行期在		月

5 歲以下、5 天發燒、5 大症狀、5 月好發

❤卡介苗

台灣及其他國家有新生兒全面接種卡介苗（BCG）疫苗的病童身上，還有個相當特別的症狀，就是卡介苗接種處常有出現紅腫或潰瘍，這也是川崎症的獨有特色之一。孩童發燒時也請家長記得看看卡介苗接種處是否有紅腫。日本的研究指出若卡介苗疫苗為該地區固定接種之疫苗，卡介苗接種部位的紅腫反應也可以當作是診斷的一項要件來幫助診斷，但若是非典型川崎症個案未符合 4 項以上的診斷要件，若同時合併有卡介苗接種部位紅腫反應，也可以幫助確診為川崎症。

❤五大特色症狀介紹及出現比例

1. 擴散性的口腔黏膜發炎：嘴唇乾裂、紅腫、出血或是合併草莓舌。
2. 雙側非化膿性結膜炎：眼睛紅，非化膿性且為無痛性，較常侵犯眼球之結膜或眼白部位。
3. 頸部淋巴結腫大病變：單側大於 1.5 公分（有一部分會呈現雙側，約有一半的病童會出現此症狀）。
4. 四肢末端充血浮腫與脫皮：發炎時如同穿上紅色的襪子和手套，脫皮時猶如金蟬脫殼般的厚皮脫落。
5. 多型性皮疹（5-代表很多）：一般發燒的 5 天之內就會出現多型性皮疹。疹子會以不同的形式出現在軀幹和四肢，包括蕁麻疹、猩紅熱樣的皮膚紅疹、多樣性皮膚紅疹，或者少見的小膿性痂疹（四肢和軀幹部位會出現如蕁麻疹、紅疹、丘疹、多型性紅斑及較少見的微小膿疱疹，**任何皮膚疹都可能與川崎症有關**）。

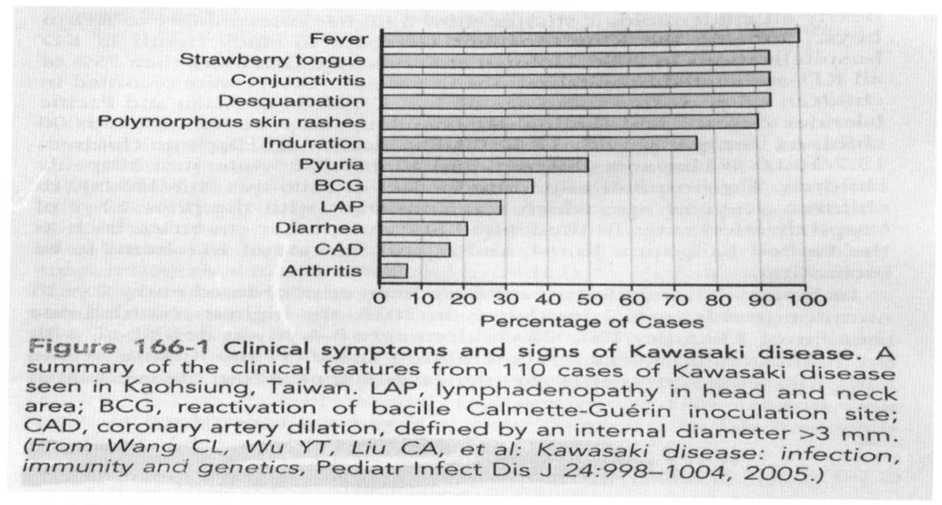

Figure 166-1 Clinical symptoms and signs of Kawasaki disease. A summary of the clinical features from 110 cases of Kawasaki disease seen in Kaohsiung, Taiwan. LAP, lymphadenopathy in head and neck area; BCG, reactivation of bacille Calmette-Guérin inoculation site; CAD, coronary artery dilation, defined by an internal diameter >3 mm. (*From Wang CL, Wu YT, Liu CA, et al: Kawasaki disease: infection, immunity and genetics,* Pediatr Infect Dis J *24:998–1004, 2005.)*

- 高雄長庚醫院所發表之文章（*Pediatr Infect Dis J.* 2005;24:998-1004.）被全世界兒科學聖經級教科書 Nelson Textbook of Pediatrics, 20th Edition 所引用。
- Fever：發燒；Strawberry tongue：草莓舌；Conjunctivitis：結膜炎；Desquamation：脫皮；Polymorphous skin rashes：多型性皮膚疹；Induration：四肢末端腫脹；Pyuria：膿尿；BCG：卡介苗接種處紅腫；LAP：頸部淋巴結腫；Diarrhea：腹瀉；CAD：冠狀動脈病變；Arthritis：關節炎。（橫軸表示出現之百分比率）

❤非典型川崎症或不完全川崎症（Atypical or Incomplete KD）

5 個主要臨床症狀中未符合 4 個或更少，非典型川崎症診斷依據為超過 5 天的持續高燒，並且符合上述少於 4 項的診斷條件，加上有**冠狀動脈病變**。較常發生於 1 歲以下的小孩，或年紀大於 5 歲的兒童，大約占全部川崎症的 15%。若遇非典型川崎症而無法確診時，可以配合 2004 年美國心臟學會（American Heart Association, AHA）及美國兒科醫學會（American Academy of Pediatrics, AAP）所共同提出的輔助性的診斷指標來幫助診斷。

若是紅血球沈降速率（ESR≧40 mm/hr）和 C-reactive protein 發炎指數（CRP≧30 mg/L）達到標準的條件情況之下，再加上以下 6 個條件中符合 3 個或以上的要件：

美國心臟學會及美國兒科醫學會共同制定的輔助性的診斷指標	
(1)	血中白蛋白指數低下（Albumin≦3.0 g/dL）
(2)	尿液常規檢查異常出現膿尿（有膿尿或是尿液檢查中高倍視野下出現白血球大於10顆）
(3)	肝功能指數異常上升（elevation of alanine aminotransferase, ALT, SGPT）
(4)	總白血球數量過高（≧15,000/mm^3）
(5)	血色素過低（依年紀校正達到貧血標準者）
(6)	血小板數目過高（發燒7天時≧450,000/mm^3）

並排除其他疾病就能幫助確診川崎症，並給予免疫球蛋白治療。若是不符合輔助條件中的3個且川崎症相關症狀才出現個1至2個的情況下心臟超音波已經出現冠狀動脈的擴張時，還是需要給予免疫球蛋白治療及安排進一步的追蹤。若是未符合4項但仍持續發燒者應該每天重新評估1次川崎症的可能。

❤其他建議

1. 嬰兒小於6個月，**發燒大於7天**找不到確切原因，應該進行實驗室檢查，如果有全身性發炎反應，應該安排心臟超音波檢查。
2. 除了川崎症特徵以外包括化膿性結膜炎、化膿性咽炎、口腔內疾病、水皰疹、全身性淋巴腫大，若出現時則應考慮其他疾病而非川崎症。
3. 心臟超音波異常只要以下3個符合1個：
   (1) Z Score冠狀動脈左前降支（LAD）或右冠狀動脈（RCA）大於2.5。
   (2) 冠狀動脈瘤符合日本健康部（Ministry of Heath）標準（參考第6頁）。
   (3) 或有以下其他症狀3個以上：包括血管周圍的亮度、缺乏逐漸變細的血管、心包膜積液、二尖瓣關閉不全、Z Score冠狀動脈左前降支（LAD）或右冠狀動脈（RCA）2.0至2.5。
4. 如果心臟超音波異常，在發燒10天內就應該治療。另外需注意如果發燒超過10天後已退燒，但抽血CRP、ESR檢驗報告有持續發炎，也應該給予免疫球蛋白治療。

❤其他川崎症相關症狀

除了上述的臨床診斷標準之外，川崎症寶貝也有許多**非專一性**的臨床症狀，包括躁動不安、眼睛葡萄膜炎、無菌性腦膜炎、咳嗽、嘔吐、腹瀉、腹痛、膽囊水腫、膀胱炎、關節痛、暫時性腦中風、感覺性聽力障礙、關節炎、低白蛋白血症、肝功能損傷，甚至心臟衰竭……等，也使得此一疾病的診斷更加複雜不易。

❤國際上診斷川崎症的標準比較

根據日本的診斷標準（JCS），發燒 5 天及 5 個特色症狀中只要符合 5 個（5／6 符合）即可以確診川崎症，所以依據日本的標準有可能發燒 5 天以內（如 3 到 4 天）就可以被確定診斷為川崎症；但是依據美國心臟學會（AHA）及美國兒童醫學會（AAP）的建議，一定要發燒超過 5 天才可以確診川崎症。**一般通用及常用的診斷標準還是以美國所建議的發燒 5 天才可以診斷川崎症為主，特此說明。**

❤川崎症之病因

目前病因仍是一個謎，有些現象支持說明川崎症為一種感染性疾病，如病程通常是急性、且對於免疫球蛋白治療反應迅速、如未經治療發燒或其它症狀通常也會在 1 至 2 星期後緩解。

但是也有一些偏向反對川崎症為一種感染性或是傳染性疾病；如目前為止仍找不到一種共同的感染源，並且很少見到同一病房的病童因住院而被傳染川崎症或同一學校、幼稚園及家人間的相互傳染的病例。有許多細菌或是病毒曾被報告過與川崎症有關連，但都沒有一個確切的結論。

但若是由免疫球蛋白治療川崎症的良好反應結果來看，川崎症對於單一次高劑量免疫球蛋白的治療反應迅速亦可說明宿主的免疫反應比感染原所扮演的角色來的重要。所以，就目前已知的證據來推論，川崎症可能是由某種非特定的病原體感染後，引起具有特定體質的宿主產生過度或失調之免疫反應，進而造成全身性的血管發炎現象。

Q1 確實致病原因	目前為止不明
Q2 會傳染嗎	不會
Q3 家族遺傳	家族較一般人高 10 倍，但不是一定會。

川崎症所造成之後遺症

心臟超音波冠狀動脈病變定義

冠狀血管是心臟本身的血液供應系統，包括冠狀動脈和冠狀靜脈。

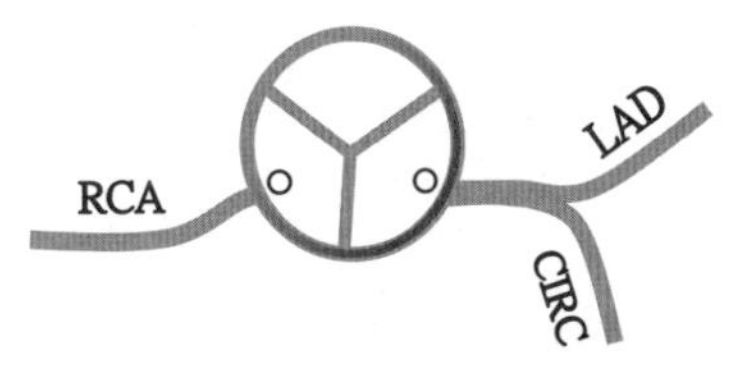

正常冠狀動脈。RCA：右冠狀動脈；LAD：左前降枝；CIRC：迴旋支。

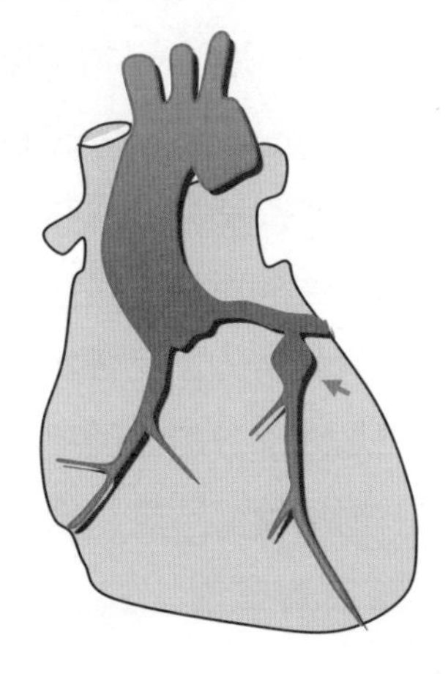

川崎症患者急性期心臟超音波掃描圖，橘色箭頭表冠狀動脈擴大部位（左前降枝）。

心臟冠狀動脈擴張

心臟超音波直接量血管內徑（日本健康部標準），或以身高與體重做校正的 Z Score：

1. 血管內直徑＞3mm 診斷小於 5 歲兒童的血管內徑
2. 血管內直徑＞4mm 診斷大於 5 歲兒童的血管內徑
3. Z Score（體表面積校正評分，需要身高及體重數據）

您只須將（您的孩子）心臟超音波檢查所得的冠狀動脈大小（以毫米為單位，1 公分＝10 毫米）和孩子的身高、體重輸入，就可了解孩子冠狀動脈是否有擴張的可能性。

結果說明：當結果（以 Z 表示），Z 值大於或等於＋2.5 時，表示冠狀動脈有擴張的現象，須與您孩子的主治醫師討論病情的變化。若 Z 值小於＋2.5 時，則表示目前冠狀動脈大小尚可接受，但仍須配合其他臨床的觀察才能判定是或不是川崎症。請參考臺灣兒童心臟學會（Taiwan Society of Pediatric Cardiology）網頁：http://www.tspc.org.tw/service/z_score.asp。（這是由一群來自台灣小兒心臟科醫師花費 4 年時間測量 400 多位 6 歲以下的健康兒童所得到的冠狀動脈內徑的正常值分布，對台灣兒童心臟病，特別是川崎症的孩子有相當裨益。）

冠狀動脈瘤

冠狀動脈瘤（血管直徑 > 4mm，或是血管直徑比附近血管大 1.5 倍以上）**並不是腫瘤，而是較大的血管擴張**。

在川崎症的複雜症狀中，最需注意的後遺症是急性心臟冠狀動脈症候群，包括：

- 冠狀動脈擴張
- 冠狀動脈瘤（較大的擴張）
- 心肌發炎
- 心肌梗塞
- 心臟衰竭
- 甚至死亡（相當罕見）

其中尤其重要者為冠狀動脈瘤，而冠狀動脈瘤也成為鑑別川崎症和其它有相同長期發燒與臨床相似症狀之疾病間的最大特徵。

未接受治療的病童將有 20 至 25% 會併發冠狀動脈瘤，心臟衰竭甚至於死亡。經過免疫球蛋白治療後，已大大降低併發冠狀動脈瘤的機率至 3 至 5%；目前川崎症在開發中國家，已成為兒童後天性心臟疾病的最主要原因。

附註

「先」天性心臟病簡介（修改自兒童心臟基金會）

先天性心臟病是最常見的先天性疾病，每 1,000 名初生嬰兒大約有 8 名患有先天性心臟病。它是由於胎兒心臟在懷孕期不正常發展所致。引致胎兒心臟發展異常的原因雖然有很多，但是大部分的病因都不能確定。而川崎症則是「後」天性心臟病的主因，非「先天性」。

3 收服川崎寶貝祕笈 高雄長庚紀念醫院臨床治療流程

川崎症中心　侯秋萍專科護理師、謝凱生醫師

1、發燒（耳溫＞38℃）≧5 天。

2、診斷要件（符合以下任 4 項）：

一個嘴巴　嘴唇或口腔黏膜異常：嘴唇乾裂，草莓舌，口腔發炎。

二個紅眼睛　雙側非化膿性結膜炎。

三隻手摸頸部淋巴結腫　頸部淋巴結腫大，通常為單側大於 1.5 公分。

四肢末端紅腫脫皮　手掌、腳掌發紅腫脹，手指與腳趾末端脫皮。

五全身許多紅疹　全身多型性皮膚紅疹。

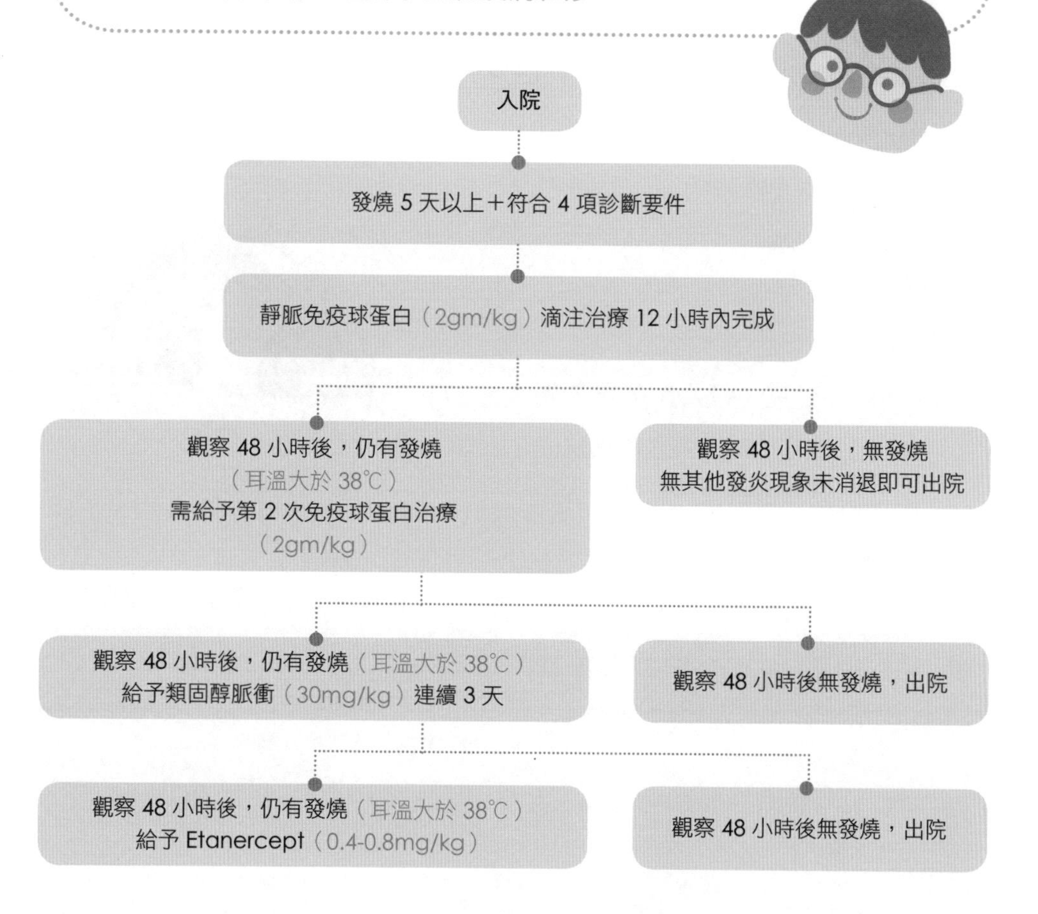

❤高雄長庚紀念醫院住院開立醫囑範本

Admission order:

- Admit to the service of Dr. XXX
- Diagnosis: Kawasaki disease
- Diet as tolerated（會診營養師）
- Activity：避免激烈運動或哭鬧
- Vital Sign As ward routine (TPR Q4H)
- Lab & Exam: CBC/DC、CRP、AST、ALT、Albumin、ESR、Na、U/A
- COLOR FLOW MAPPING WITH 2D-ECHO DOPPLER（並註明 R/O Kawasaki disease）
- 高劑量免疫球蛋白（IVIG）注射方式：
  2 gm/kg（公克／每公斤體重，先以 5 毫升滴注 30 分鐘用做測試，若無過敏或不適反應，其餘所有藥物需於 12 小時內靜脈施打完畢。）
- 阿斯匹林（Aspirin）給予方式：
  高劑量 80-100 mg/kg/day，1 天 4 次（QID）直至退燒或出院。退燒及出院時更改為低劑量 3-5 mg/kg/day，1 天 1 次（QD）。
- 其他：
  - 彩色心臟超音波於治療期間或出院前至少安排 1 次檢查。
  - 會診營養師。
  - 會診川崎症臨床專責藥師。
  - 評估狀況是否有家庭、經濟及情緒問題，可會診社會服務處。

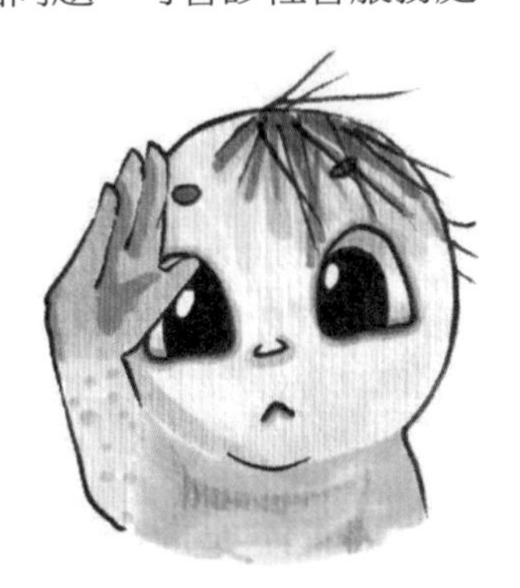

Kobayashi score——小林指標

總分≧5 分屬於心血管發炎高危險群，建議於 IVIG 之外加上類固醇治療。

下列每項為 1 分：	下列每項為 2 分：
① C-反應蛋白（CRP）＞100 mg/L	① ALT＞100 U/L
② 年齡小於 1 歲	② 中性球比例＞80%
③ 血小板＜300,000/μL	③ 鈉（Na）離子＜133 mmol/L
	④ 4 天以內確定診斷為川崎症

川崎寶貝怎麼辦？ 治療篇

川崎症中心　郭和昌醫師

❤主要治療：免疫球蛋白＋阿斯匹林

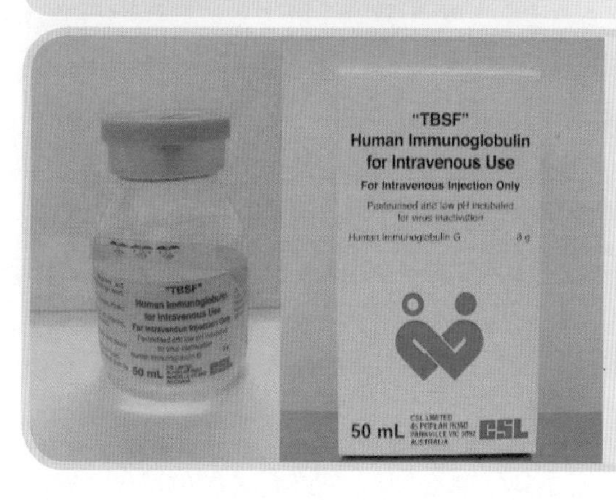

- 免疫球蛋白＝丙種球蛋白（Intravenous Immunoglobulin, IVIG）1 瓶有 3 克。
- 劑量：2 gm/kg（每公斤體重需要 2 克。）
- 舉例：15 公斤小孩，需要 15×2 ＝30 克，30÷3＝10 瓶。

❤免疫球蛋白（國人血液基金會自製）

簡介	免疫球蛋白是一種匯集捐贈者血漿製成的生物血液產品，產品製造成分不盡相同。比較不同廠牌免疫球蛋白，結果大多數研究發現不同廠牌並沒有治療效果的顯著差異。但確定的是沒有哪一種特定品牌的免疫球蛋白治療效果是最好的。
適應症	兒童 HIV 感染、原發性血小板缺乏紫斑症、原發性體液性免疫不全、骨髓移植、川崎症、腸病毒重症、格林－巴利綜合症等。
川崎症急性期	給予免疫球蛋白治療，能減少冠狀動脈病變是十分確定且全世界認同的治療方式。免疫球蛋白具有全身抗發炎反應作用，但明確的作用原理目前尚未完全釐清。單一高劑量的靜脈免疫球蛋白（2 gm/kg）注射 12 小時並結合高劑量的阿斯匹林至病人退燒及症狀緩解後，改用低劑量阿斯匹林為川崎症目前治療的標準。 靜脈免疫球蛋白治療川崎症，能有效的減少持續發燒的時間、全身性發炎反應及廣泛性的冠狀動脈損傷。

黃金治療期	臨床證據顯示在川崎症病童發燒的 5 至 10 天（黃金治療期），使用靜脈免疫球蛋白治療在減少併發冠狀動脈瘤方面會得到很好的結果。而且發燒及臨床典型症狀持續的時間也會明顯縮短。發燒超過 10 天以上，再使用免疫球蛋白雖然預後較不好，但還是建議應該治療，尤其是已經有心臟血管損傷的病童。一般約有 10 至 15% 個案需要第 2 次免疫球蛋白或其他的抗發炎藥物治療（即有 90% 會對第 1 次免疫球蛋白治療反應良好，10 個川崎症病童中會有 1 個需要第 2 次的免疫球蛋白治療）。
治療原則	1. 每公斤體重 2 克並採單次靜脈注射於 12 小時內完成。 （單一次高劑量於 12 小時內注射完所有的免疫球蛋白，切勿分成 2 天或甚至於 4 天來施打，會影響治療的效果。） 2. 注射前先用 5ml 免疫球蛋白測試 30 分鐘，若無不適反應再繼續施打。 3. 最好在發燒開始的 10 天內給予。 4. 在發病 7 天內使用會更佳。 5. 發燒未滿 5 天就使用免疫球蛋白治療，並沒有比較好。因此當川崎症病童發燒未滿 5 天時，並非愈早使用免疫球蛋白治療愈好！ 6. 但若發燒未滿 5 天，已有冠狀動脈病變者，則可先行給予免疫球蛋白治療。 7. 如果病童錯過了早期診斷及黃金十天的治療時期，免疫球蛋白也應該使用在發燒大於 10 天的病童，尤其是病童如果有持續不明原因的發燒，或已出現動脈瘤，或其他仍在進行的全身性發炎反應。

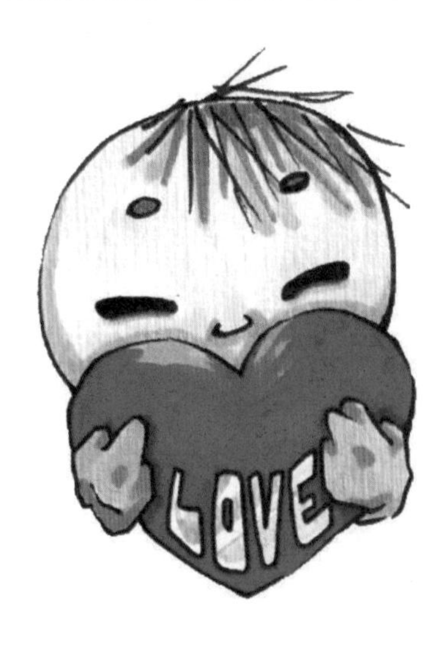

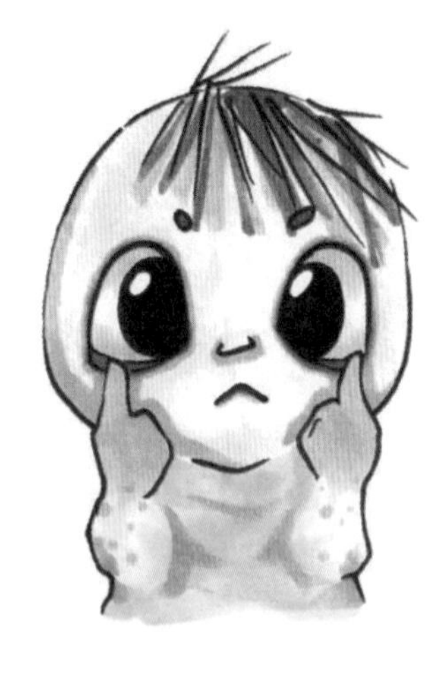

❤阿斯匹林及其他抗血小板藥物

阿斯匹林（Aspirin）被用於治療川崎症已經多年且早於免疫球蛋白。阿斯匹林有抗發炎（高劑量）和抗血小板（低劑量）的作用。

急性期

阿斯匹林的使用為每天每公斤體重 80 至 100 毫克（80-100 mg/kg，高劑量），分為 1 天 4 次給予至退燒（如以體重 12 公斤小孩來計算，12 公斤×100 mg/kg＝1,200 mg，1 顆 500 mg 阿斯匹林，共需 2.5 顆分成 1 天 4 次服用，這是最高劑量）。

退燒後

阿斯匹林的使用為每天每公斤體重 3 至 5 毫克（低劑量），至心臟及血液檢查正常，約 6 至 8 週（如以體重 12 公斤小孩來計算，12 公斤×mg/kg＝36 mg，1 顆 100 mg 阿斯匹林，共需 1/3 顆分成 1 天 1 次服用，這是最低劑量）。

注意事項

高劑量及低劑量相差 20 倍，退燒或出院後即可以不使用高劑量！

川崎症病童服用高劑量阿斯匹林時若同時感染水痘或流行性感冒，將因為水楊酸藥物（阿斯匹林即是水楊酸藥物的一種）引發罹患雷氏症候群（Reye's syndrome）的風險。但是目前並不清楚低劑量阿斯匹林療法用於抗血小板作用時是否會增加罹患雷氏症候群的風險。

於日本的統計發現 200,000 川崎症病童服用阿斯匹林，只有 1 個產生雷氏症候群，發生率小於十萬分之五（＜0.005%），台灣根據 2003 至 2006 年之統計，4 年中共有 3,877 個川崎症個案，故推算川崎症病童於服用阿斯匹林時發生雷氏症候群的機率應極為低微，且於恢復期服用的是低劑量阿斯匹林。

建議事項

1. 川崎症病童長期服用阿斯匹林時應每年注射流感疫苗。
2. 建議在接種水痘疫苗後 6 週內應避免使用含水楊酸類（阿斯匹林）藥物。
3. 接種水痘疫苗後 6 週應使用其他抗血小板藥物來代替阿斯匹林。
4. 當病童暴露於或感染流行性感冒及水痘時，父母親應告知醫師有服用阿斯匹林。

5 保健室 呵「護」您的川崎寶貝

高雄長庚紀念醫院　邱燕甘督導、林怡攸護理長

發燒護理

一、發燒週期可分為寒顫期、發熱期及退熱期

（一）寒顫期

當出現寒顫、發冷、心跳及呼吸加速、四肢冰冷或發抖時，應穿著適當衣物或蓋被保暖，補充溫開水，減輕上述症狀所造成的不適。

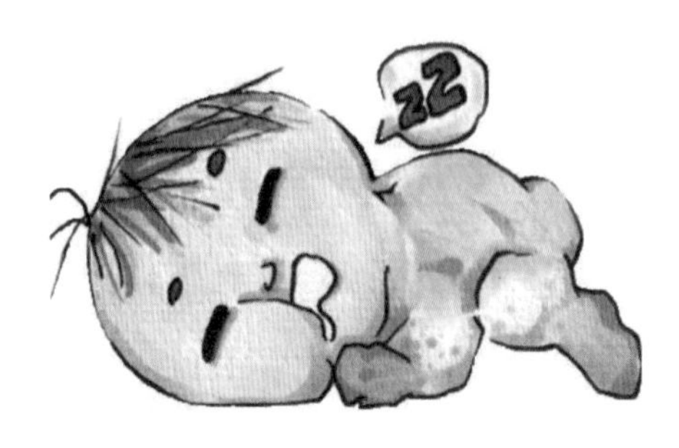

（二）發熱期

皮膚發熱、口渴、頭痛、煩躁不安時，應減少衣物及被蓋、維持房間空氣流通、補充水分，並可使用溫水拭浴來幫助散熱，使身體感到涼爽舒適；如採溫水拭浴（水溫 27 至 37℃）是藉由溫水使皮膚微血管擴張，以達到散熱；6 個月以上寶寶可以用冰枕予以散熱。**切勿使用酒精擦拭**。

（三）退熱期

此時皮膚溫暖並且可能有大量流汗的情形，應適時補充水分及更換乾燥清潔且寬鬆衣服，並減少被蓋，保持室內空氣流通，室溫維持在 24 至 26℃，以維持身體乾爽舒適；若懷疑「夏季熱」時，室溫可適度下降。

二、請勿擅自用藥

腋溫超過 37.5℃以上或耳溫超過 38℃時，應依醫師指示使用退燒藥，勿自行給藥，避免藥物過量。

三、注意事項

依醫師指示按時服藥或使用退燒劑，一般口服退燒藥使用後 30 分鐘會漸漸發揮藥效，只能維持 4 至 6 小時，若腋溫超過37℃或耳溫超過 38℃以上，間隔 4 至 6 小時超過 2 次，則應提早回診做進一步檢查或治療。

眼睛護理

保持清潔，不要用手揉眼睛，並避免強光刺激眼部。

❤口腔黏膜照護

1. 使用軟毛海綿牙刷，維持口腔黏膜的清潔。
2. 嘴唇乾裂出血時，可用棉棒清潔血漬及擦護唇膏潤滑，並避免病童抓破，造成出血更厲害。
3. 護唇膏、口腔用高保濕凝膠、漱口水、消炎止痛噴劑等可以輔助舒緩不適。

❤皮膚照護

1. 保持清潔及皮膚完整性。
2. 穿著寬鬆透氣衣物，修剪指甲長度，防止因搔癢抓破皮膚而引起感染。若有脫皮情況，應適度修剪；或於脫皮部位使用沒有刺激性的潤膚產品擦拭滋潤。

❤關節腫脹照護

1. 可於沐浴時用溫水並給予被動運動以增加彈性，除了可減輕關節疼痛，促進肌肉放鬆外，並可改善關節活動度。
2. 維持寶寶適當身體活動，避免長期同一姿勢。
3. 遵照醫師指示給予寶寶服藥，以減輕疼痛。

❤頸部淋巴結照護

避免按壓腫脹部位及頸部過度轉動引發疼痛感。

❤靜脈點滴照護

1. 不要自行調整點滴流速，若點滴滴數過快，可能導致心臟負荷量增加，或太慢造成血液凝固堵住輸液管，發生阻塞時請立即通知護理人員。
2. 若有裝置點滴幫浦控制器時，請勿自行調整儀器，以免影響治療效果；當點滴幫浦控制器發出聲響時，請通知護理人員協助處理。在病房內應隨時保持蓄電狀態，除非外出活動或檢查，方可將插頭移除，以避免電力不足。
3. 維持靜脈點滴導管順暢，請勿拉扯或彎折點滴管路，以免造成阻塞或接頭鬆脫。
4. 當下床或臥床時，點滴瓶應高於注射部位，以維持壓力避免血液逆流。注射點滴之肢體應避免用力及過度活動，以防回血阻塞輸液管路。若發生血液逆流時勿緊張，請立即通知護理人員處理。

5. 一般點滴之針頭使用為 3 天，可依寶寶需要經醫師評估後，縮短或延長使用時效。注射部位周圍皮膚，如有發紅、蒼白、冰冷、腫脹、疼痛、點滴不順暢、點滴滲漏、血液逆流、膠布鬆脫或感覺不適等，請立即通知護理人員協助處理。
6. 點滴注射期間可用擦澡方式清潔寶寶身體，如需淋浴或更衣時，可請護理人員協助。

❤參考資料

- 長庚醫療財團法人，2016．N289 小兒發燒的處理。
- 長庚醫療財團法人，2015．N346 川崎症照護原則。
- 長庚醫療財團法人，2014．N368 類風濕性關節炎。
- 長庚醫療財團法人，2014．N591 靜脈點滴的照護原則。

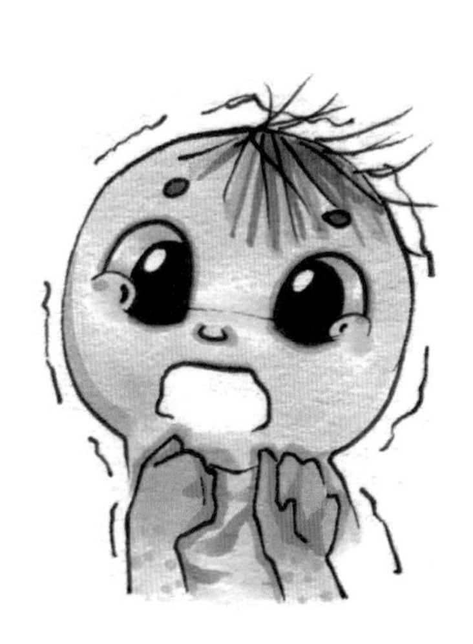

川崎寶貝藥物及疫苗注意事項

高雄長庚紀念醫院　李榮明、林燕縫藥師

1. 川崎症是幼兒期的一種急性疾病，常見於 5 歲以下，經過醫師確診後，急性期使用靜脈注射高劑量免疫球蛋白（IVIG）合併阿斯匹林（Aspirin），以降低冠狀動脈疾病。
2. 治療藥物可能產生的副作用（發生機率不高）：
   免疫球蛋白（IVIG）：皮膚疹、心跳加速、肚子痛。
   阿斯匹林（Aspirn）：出血（瘀青或刷牙時牙齦出血）、肚子痛、耳鳴、過敏反應。
3. 治療藥物可能產生的交互作用（盡可能少併用，可與醫師或藥師討論）：
   使用阿斯匹林時應避免：抗發炎、止痛藥、抗凝血藥、抗憂鬱藥、大蒜、薑、人蔘、丹蔘、銀杏、當歸、覆盆子、蔓越莓、魚油。
4. 疫苗的分類（參考資料：The Vaccine Mom）：

病毒疫苗	麻疹－德國麻疹－腮腺炎（MMR）疫苗、輪狀病毒疫苗（Rotavirus）、口服小兒麻痺疫苗（Oral Polio）、流感疫苗（Influenza）（Nasal spray）flumist、水痘疫苗（Varicella、Chickenpox）、帶狀皰疹疫苗（Shingles）、黃熱病疫苗（Yellow Fever）、口服腺病毒疫苗（Adenovirus Oral）、天花疫苗（Smallpox）：Vaccinia。
細菌疫苗	結核疫苗（BCG）：Tuberculosis、口服傷寒症疫苗（Typhoid Oral）、活的霍亂疫苗（Live Cholera）

❤非活菌疫苗與活菌疫苗

根據它們是否仍然保留了原來病毒的活性，而可以分為活性減毒疫苗與非活性疫苗等兩大類：

<table>
<tr><th colspan="2">疫苗種類</th><th>疫苗建議施打時間</th></tr>
<tr><td>活性減毒疫苗</td><td>卡介苗（Bacille Calmette-Guerin vaccine）
口服小兒麻痺疫苗（Oral Polio）
麻疹－德國麻疹－腮腺炎（MMR）疫苗
水痘疫苗（Varicella、Chickenpox）</td><td>在美國及加拿大，使用 IVIG 劑量為 2 g/kg 者，建議宜間隔 11 個月以上再接種 MMR 或水痘疫苗。在日本，使用 IVIG 劑量為 1-2 g/kg 者，Sonobe T.建議宜間隔 6 至 7 個月之後再接種麻疹疫苗；使用 IVIG 劑量為 4 g/kg 者，Miura M.等人建議宜間隔 9 個月之後再接種麻疹疫苗。在歐洲也有其他研究顯示，使用 IVIG 劑量為 2 或 4 g/kg 者，建議宜間隔 9 個月之後再接種 MMR 疫苗。
若在接受 IVIG 治療之前即已曾經接種 MMR 疫苗者，後續是否需補打 MMR 疫苗仍有待商榷。根據 Tacke 等人的研究，患者在接受了 IVIG 治療之後，原先施打 MMR 疫苗所引起的免疫反應仍能維持在正常範圍內。然而，Kuijpers 等人的研究認為後續仍有補打 MMR 疫苗的需要。另外，暴露於麻疹、德國麻疹、腮腺炎或水痘感染的高風險環境者，接種疫苗的間隔時間應視情況縮短。總之水痘、MMR 建議於川崎症免疫球蛋白治療後 11 個月再行施打，過早施打此類活菌疫苗會影響疫苗效果。</td></tr>
<tr><td>非活性疫苗</td><td>白喉類毒素、破傷風類毒素、百日咳疫苗、日本腦炎疫苗、注射小兒麻痺疫苗、A 型肝炎疫苗、B 型肝炎疫苗、B 型嗜血桿菌疫苗、流感疫苗、肺炎雙球菌疫苗、狂犬病疫苗</td><td>1. 建議給免疫球蛋白治療後 6 至 8 週，停藥後才施打。
2. 高劑量類固醇脈衝式治療（Methylprednisolone pulse）使用，需停藥後 30 天方可施打。
3. 生物製劑（恩博 Etanercept）使用後需停藥後 3 個月方可以施打。
4. 口服類固醇（Prednisolone）需停藥 1 週方可以施打。</td></tr>
</table>

流感疫苗施打與雷氏症候群之關連

使用阿斯匹林（Aspirin）的孩童如果受到流行性感冒病毒（Influenza virus）或是水痘帶狀疱疹病毒（Varicella-zoster virus）的感染，可能會引發雷氏症候群（Reye's Syndrome），**因此，適時接種疫苗是很重要的**。一般而言，川崎症患者在急性期以 IVIG 治療，使得水痘疫苗延遲至數個月後才施打，此時患者通常使用的是低劑量阿斯匹林。建議已經使用低劑量阿斯匹林超過 11 個月的患者，在接種水痘疫苗前應停藥至少 **2 天**。水痘疫苗接種完成以後，建議使用 Clopidogrel 6 週，其後則可以安全地再度使用阿斯匹林。

於日本的報告，約 20 萬個川崎病童使用阿斯匹林，只有 1 個出現雷氏症候群，所以發生率相當低，在台灣也報告過 1 個個案（J Paediatr Child Health. 2005 May-Jun;41(5-6):303-4.）。因為川崎症於恢復期使用的是低劑量之阿斯匹林，造成雷氏症候群的機率相當低。

我們建議若使用阿斯匹林期間出現疑似流感、水痘或是不明原因發燒，還是建議先行停止服用阿斯匹林或改用其他抗血小板藥物（如 Dipyridamole 潘生丁）。

疫苗是否需要重打？

若施打疫苗後 1 週內因為川崎症而施打免疫球蛋白，則該疫苗須重施打。

使用免疫抑制劑、生物製劑治療的川崎症患者

目前在川崎症患者使用各類免疫抑制劑和生物製劑的研究中，並沒有相關資料深入探討由疫苗所引起的免疫反應。由於風濕性疾病（Rheumatic diseases）為自體免疫疾病（Autoimmune disease）而川崎症也有一些研究指出類似自體免疫疾病（IL-17）但尚未定論，而且兩者有些類似的治療方式，因此，風濕性疾病疫苗接種準則或許也可以參考應用在川崎症患者的身上。以此，建議活性減毒疫苗需延期至停用高劑量類固醇 30 天後、以及停用生物製劑（如：恩博 Enbrel、復邁 Humira）

3個月後再接種。

至於不活化疫苗和重組疫苗（Recombinant vaccines），在川崎症患者發病的任何時刻施打均可以，而使用強效免疫抑制藥物者（如MTX），建議在施打這兩類疫苗後的數個月之後檢測體內抗體濃度，以評估是否需要再補打疫苗。

附註

依據美國兒科醫學會（AAP）建議若需長期服用抗凝血藥物或是阿斯匹林的川崎症病童則建議應該施打流感疫苗。（American Academy of Pediatrics, 2000: 352-9.）而且有血管方面疾病或是其他重大傷病的病童（如先天性疾病、免疫缺陷疾病、重大傷病患者、罕見疾病患者、定期服用或施打免疫抑制劑者），得到流感後影響會比一般兒童更厲害，因此應該與主治醫師討論施打的時機！

2007 年 6 月，美國食品與藥品管理局（FDA）公布了一項消息，表示默克藥廠在其輪狀病毒疫苗產品（輪達停）的產品說明書中，加入一項訊息，那就是輪達停（RotaTeq）上市以前的第 3 期臨床試驗中，全球 6 萬多名受試者當中，有 6 名受試者發生川崎症。疫苗組有 5 名個案，安慰劑組有 1 名個案，但是統計分析發現沒有顯著差異。在輪達停上市以後，也有少數接受過輪達停的嬰兒出現川崎症。但是川崎症出現的病例數並沒有超出預期，也就是沒有比輪達停上市以前多，服用輪達停疫苗的嬰兒發生川崎症的也沒有比未服用輪達停的多。**目前的證據並未證實輪達停與川崎症有任何關聯性。**

7 川崎寶貝放「心」吃

高雄長庚紀念醫院　蕭淑蓮營養師

川崎症急性期，由於口腔黏膜發紅及嘴唇紅腫乾裂，往往造成病童食慾不振，攝食量減少。飲食方面可採用高熱量、高蛋白、軟質飲食，且避免過熱、刺激性食物，以少量多餐方式進食，必要時可降低食物溫度以減少口腔疼痛感。急性期過後採正常均衡飲食即可。

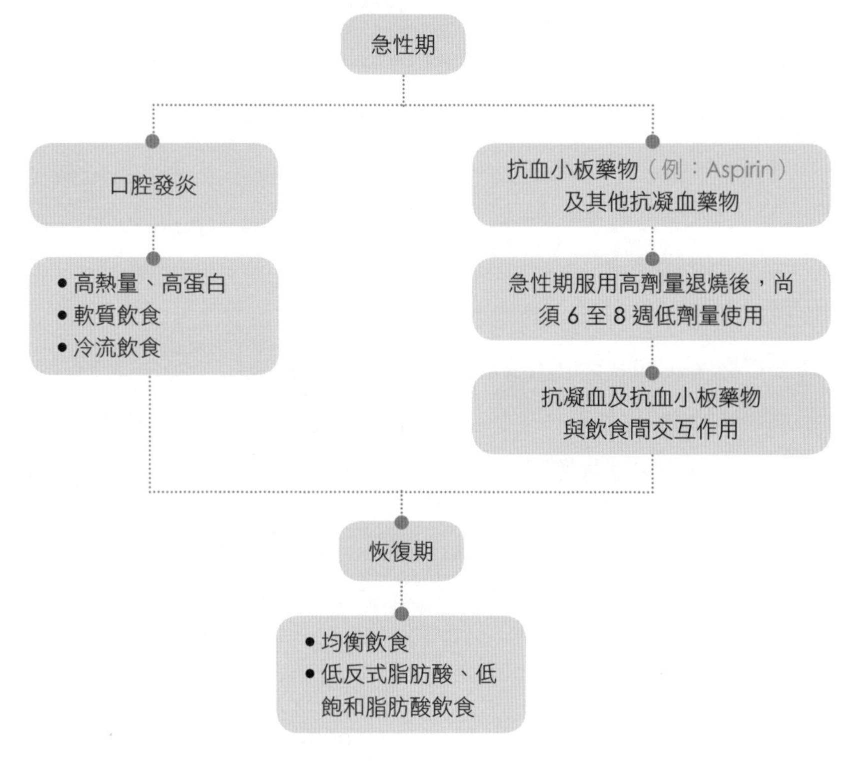

但由於預後與冠狀動脈病變相關，飲食上建議採低反式脂肪酸、低飽和脂肪酸飲食原則：

1. **適量攝取**含膽固醇較高的食物，如：內臟類（腦、肝、心、腰子）、蛋黃、蟹卵、蝦卵、魚卵。
2. 控制油脂攝取量，少吃油炸、油煎或油酥的食物；炒菜**宜**選用單元不飽和脂肪酸高之油脂（如：橄欖油、葵花油、苦茶油等），並**少用**

飽和脂肪酸含量高之油脂（豬油、雞油、牛油），少攝取動物皮（豬皮、雞皮、鴨皮、魚皮等）。

3. **減少反式脂肪酸攝取（如：油酥點心、奶精、巧克力、冰淇淋等）。**

4. 2016 年 8 月由美國心臟協會提出，對於兒童「添加糖 Added Sugar」（如：冰糖、白糖、紅糖、黑糖、二砂糖、蜂蜜、高果糖糖漿等），建議：
   (1) 2 至 18 歲兒童，每日添加糖攝取應小於 25 公克或 6 茶匙（約 100 卡）；每週含糖飲料不宜超過 8 盎司（約 236c.c）。
   (2) 2 歲以下兒童不建議食用任何含有添加糖的食物及飲料。

5. 攝食較多粗纖維，可增加膽固醇的排出，如：
   (1)多攝取蔬菜。
   (2)以燕麥、糙米、五穀飯取代白米飯。

6. 養成規律運動習慣、維持理想體重、養成良好的飲食習慣。

經高雄長庚醫院長期研究發現，川崎症孩童發生過敏比例較高，因此易過敏食物應適量且小心攝取。

過敏反應食物分類	
第 1 級	蝦、蟹、奶、蛋、花生，最容易引起過敏反應。
第 2 級	芒果、其他海鮮。
第 3 級	花枝、蛤仔、魷魚、墨魚、螺、鱈魚、大豆、小麥、奇異果。
特殊食物	巧克力。

若遇過敏反應，可經由血液過敏原檢測以釐清致敏因子為何。

病程發展過程中，部分病童會遇血色素（Hemoglobin）較低，此時可適量攝取含鐵量較高之食物（動物性可從肝臟、豬肉、牛肉；植物性為深綠色蔬菜如菠菜、地瓜葉，以及穀類和豆類如黃豆、紅豆），並搭配攝取含維生素 C 較高之食物（例芭樂、柳丁）以輔助鐵質吸收。

近來西雅圖兒童醫院 Portman 醫師研究指出，攝取黃豆製品與罹患川崎症相關，由於研究中尚未明確指出罹患川崎症者黃豆攝食量，故還需較完善的研究方法且應包含飲食回顧，也須計算大豆異黃酮攝取量與罹患川崎症之相關性。故在黃豆製品之食用，採適量攝取即可。

如服用治療用藥抗血小板藥物（例：阿斯匹林 Aspirin）及其抗凝血藥物（例：可邁丁 Warfarin），飲食應**避免食用蔓越莓及其製品、葡萄柚及其製品、銀杏萃取物、魚油、大蒜精、生薑、含酒精食品及具活血化瘀之中藥（例：人蔘、當歸、丹蔘等）**。如服用可邁丁（Warfarin），尚需額外注意富含維生素 K 食物，維生素 K 存在健康的天然食物中（例：深綠色蔬菜），有助於血液凝結，因此影響抗凝血藥物作用。故攝取以正常均衡飲食即可，不自行增減含多量維生素 K 食物。

維生素 K 含量高食物			
食物	維生素 K 含量 (μg)/100g	食物	維生素 K 含量 (μg)/100g
菠菜	493.6	地瓜葉	108.6
綠花椰菜	141	高麗菜	108.7
萵苣	126.3	動物內臟	80～100

資料來源：美國農業部營養資料庫

網址：http://ndb.nal.usda.gov/ndb/search/list

❤參考資料

- 台北榮總研究發表「台灣地區不同年齡層常見的食物過敏」。
- Portman MA: Kawasaki disease and soy: potential role for isoflavone interaction with Fcgamma receptors. *Pediatric research* 2013;73(2):130-134.

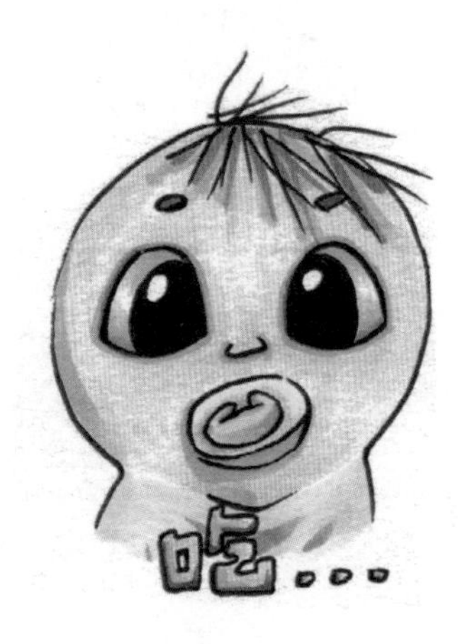

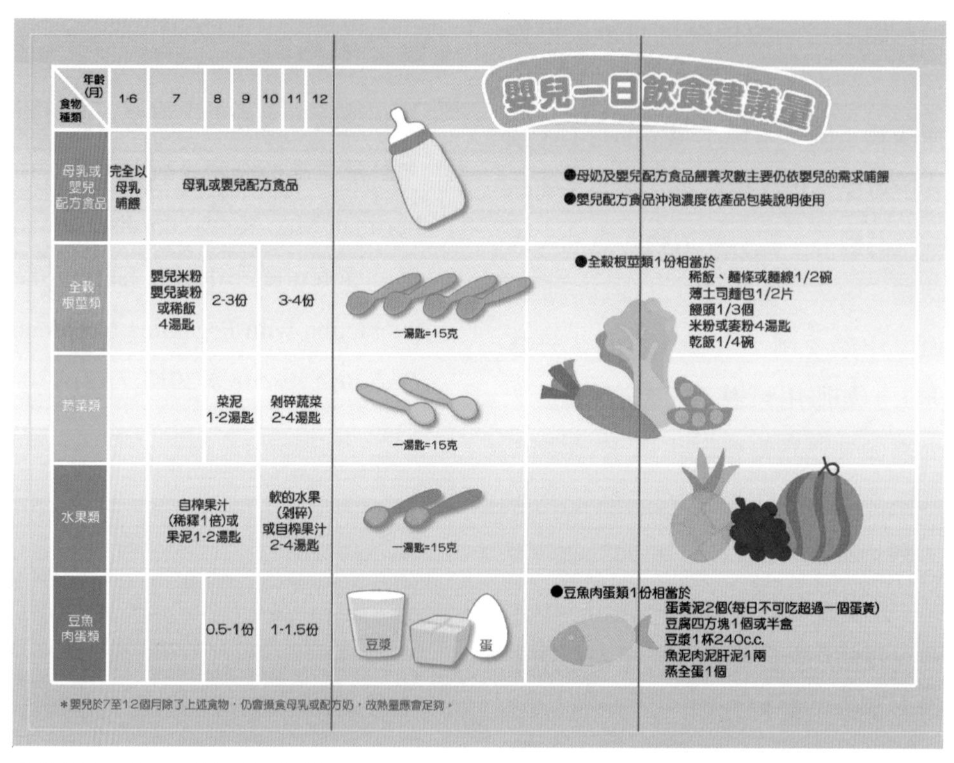

嬰兒一日飲食建議量

食物種類＼年齡(月)	1-6	7	8	9	10	11	12		
母乳或嬰兒配方食品	完全以母乳哺餵	母乳或嬰兒配方食品							●母奶及嬰兒配方食品餵養次數主要仍依嬰兒的需求哺餵 ●嬰兒配方食品沖泡濃度依產品包裝說明使用
全穀根莖類		嬰兒米粉 嬰兒麥粉 或稀飯 4湯匙	2-3份		3-4份			一湯匙=15克	●全穀根莖類1份相當於 稀飯、麵條或麵線1/2碗 薄土司麵包1/2片 饅頭1/3個 米粉或麥粉4湯匙 乾飯1/4碗
蔬菜類			菜泥 1-2湯匙		剁碎蔬菜 2-4湯匙			一湯匙=15克	
水果類		自榨果汁 (稀釋1倍)或 果泥1-2湯匙			軟的水果 (剁碎) 或自榨果汁 2-4湯匙			一湯匙=15克	
豆魚肉蛋類			0.5-1份		1-1.5份			豆漿 蛋	●豆魚肉蛋類1份相當於 蛋黃泥2個(每日不可吃超過一個蛋黃) 豆腐四方塊1個或半盒 豆漿1杯240c.c. 魚泥肉泥肝泥1兩 蒸全蛋1個

＊嬰兒於7至12個月除了上述食物，仍會攝食母乳或配方奶，故熱量應會足夠。

資料來源：衛生福利部國民健康署

幼兒一日
飲食建議量
全穀根莖類
1.5-3碗
豆魚肉蛋類
2-4份
蔬菜類
2-3碟
低脂乳品類
2杯
水果類
2份
水
油脂與
堅果種子類
4-5份

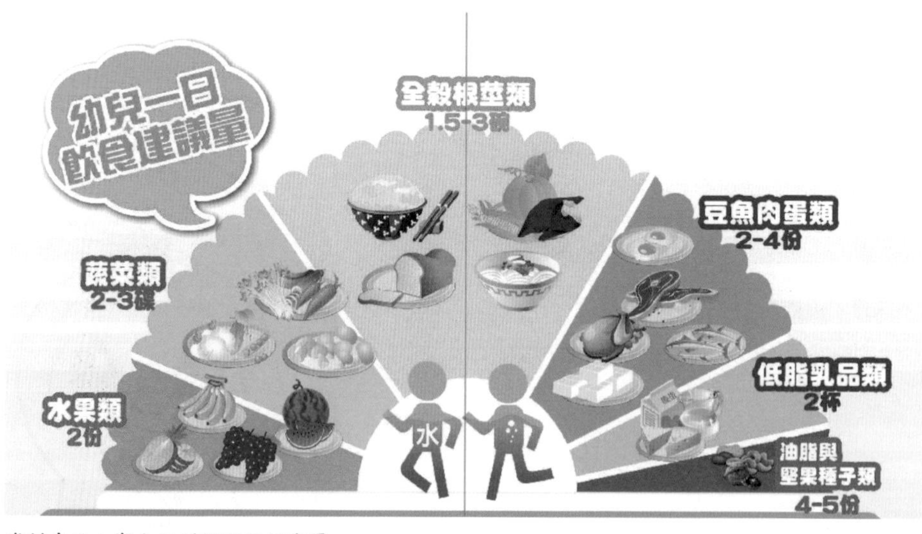

資料來源：衛生福利部國民健康署

1-2年級學童
一日飲食建議量
你今天有沒有吃到六大類食物？ 在空格裡寫出或畫出你今天吃到的食物， 和爸爸媽媽一起檢查看看喔！
全穀根莖類
2.5～3.5碗
蔬菜類
3～4份
水果類
2～3份
豆魚肉蛋類
4～6份
低脂乳品類
1.5杯
油脂與堅果種子類
油脂4-5茶匙及堅果種子類1份
水

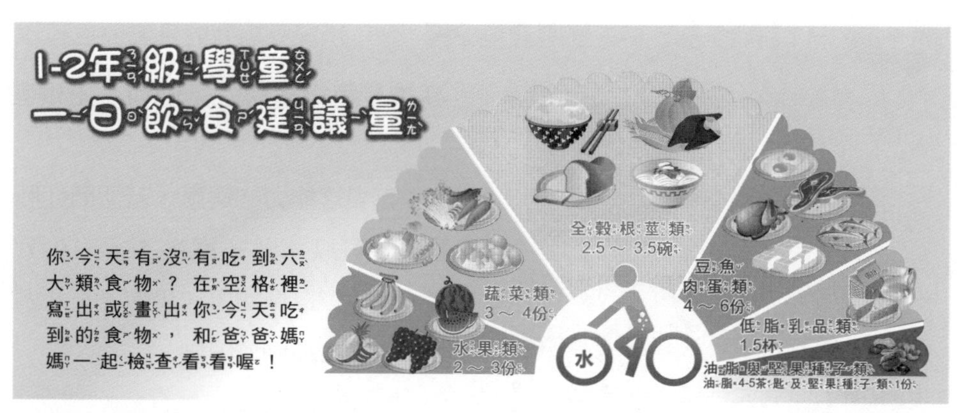

資料來源：衛生福利部國民健康署

簡易食物代換	
奶類（1 份）	＝1 盒脫、低脂鮮奶（240cc）＝3 平湯匙脫、低脂奶粉＝低脂起司 2 片。
豆魚肉蛋類（1 份）	＝1 兩瘦肉（豬、牛、羊、雞、鴨……）＝1 兩魚肉、蝦仁（不含骨頭重）。 ＝1 個全蛋＝2 個蛋白＝4 小方格傳統豆腐（80 公克）。 ＝半個盒裝豆腐＝半個豆包＝2 塊小豆干＝百頁 35 公克＝素雞 40 公克。 ＝素火腿 50 公克＝260 c.c 無糖豆漿。
全穀根類（4 份）	＝1 碗飯（白飯、五穀飯、糙米飯）、地瓜、紅豆、綠豆、芋頭。 ＝2 碗稀飯、熟麵條、米粉、冬粉、山藥、南瓜、馬鈴薯＝2 片吐司（大）＝$1\frac{1}{3}$ 個中型饅頭＝$\frac{2}{3}$ 個山東饅頭＝4 個小餐包＝4 塊蘿蔔糕＝8 湯匙五穀粉＝12 湯匙麥片＝16 湯匙麥粉＝12 張餃子皮＝12 片蘇打餅（小）＝$1\frac{1}{3}$ 根玉米＝$1\frac{1}{3}$ 碗薏仁。
水果類（1 份）	＝標準碗八分滿＝1 顆棒球大小。
油脂類（1 份）	＝1 茶匙花生油、芥花油、橄欖油、麻油、葵花子油、花生醬＝2 茶匙（法式、義式）沙拉醬＝1 湯匙花生粉、芝麻＝2 湯匙加州酪梨＝5 粒腰果、杏仁果＝10 粒花生、開心果＝30 粒南（葵）瓜子＝50 粒瓜子。 ※1 湯匙（15c.c）＝3 茶匙。

8 川崎寶貝動起來！ 川崎症患者的活動自主管理

高雄長庚紀念醫院復健科　王琳毅主任

使用介紹

1. 先依照孩子現在的年齡，再對照他（她）經心臟超音波或是血管攝影的冠狀動脈病變程度，找到適合他（她）的活動管理建議。
2. 活動或運動依性質可分為高或低衝擊性運動，以及接觸式或非接觸式運動。
   (1)高衝擊運動：以跑、跳為主的運動，包括跳繩及有氧舞蹈。
   (2)接觸式運動：如柔道、跆拳道、武術的對打，及籃球、足球、橄欖球等易碰撞的運動，還有壘棒球的滑壘與競技啦啦隊的拋接。
3. 活動或運動依強度可分為輕度、中度、與費力活動／運動。如何得知活動或運動已達費力程度呢？最準確的方法做心肺運動測試（附註），但也有簡單的概略觀察方法（如下所述）。

活動管理建議

一、3 歲以下

有表達能力的病患，若關節紅腫熱痛，可以冰敷，每次 5 至 10 分鐘，應注意以免凍傷。發病 6 至 8 週後，活動／運動無限制。

二、3 至 6 歲

發病 6 至 8 週內應避免費力運動（快速移動的活動，如快跑）。有表達能力的病患，若關節紅腫熱痛，可以冰敷，每次 5 至 10 分鐘，應注意以免凍傷。

發病 6 至 8 週後，依冠狀動脈病變嚴重等級分級：

1. 生病任何階段，皆無冠狀動脈病變（等級 1）；或冠狀動脈有暫時性擴張（即擴張＞3mm），但在 6 至 8 週內恢復正常（等級 2）
   ➡發病 6 至 8 週後不需限制活動／運動。
2. 冠狀動脈有單一小型的動脈瘤（＜4mm 或是 Z Score 2.5-5）（等級 3）
   ➡應避免參加運動比賽或做費力運動（快速移動的活動，如快跑）。

3. 冠狀動脈有中型動脈瘤（≧4mm，但≦8mm，或是 Z Score 5-10）或多個動脈瘤（等級 4）

➡同等級 3 建議。若服用抗凝血藥物，應避免高衝擊運動及接觸式運動，因有出血危險。

4. 冠狀動脈有巨大動脈瘤（＞8mm 或是 Z Score＞10），或冠狀動脈已經阻塞（等級 5）

➡須由心臟專科醫師評估。應避免參加運動比賽、高衝擊運動、接觸式運動（因有出血危險），及需閉氣的費力運動（如拔河，有心肌缺氧危險）。

三、6 歲以上

發病 6 至 8 週內應避免費力運動（運動時喘到不能說出完整的句子）。若關節紅腫熱痛，可以冰敷，每次 5 至 10 分鐘，應注意以免凍傷。發病 6 至 8 週後，依冠狀動脈病變嚴重等級分級：

1. 生病任何階段檢查，皆無冠狀動脈病變（等級 1）；或冠狀動脈有暫時性擴張（即擴張＞3mm），但在 6 至 8 週內恢復正常（等級 2）

➡發病 6 至 8 週後不需限制活動／運動。

2. 冠狀動脈有單一小型的動脈瘤（＜4mm 或是 Z Score 2.5-5）（等級 3）

➡每年接受壓力測試（如心肺運動測試或運動心電圖，請見附註）及心肌灌注掃描評估。建議避免參加運動比賽（有出血危險）；其他活動／運動強度依壓力測試及心肌灌注掃描而定。

3. 冠狀動脈有中型動脈瘤（≧4mm，但≦8mm，或是 Z Score 5-10）或多個動脈瘤（等級 4）

➡同等級 3 建議。若服用抗凝血藥物，應避免高衝擊運動及接觸式運動，因有出血危險。

4. 冠狀動脈有巨大動脈瘤（＞8mm 或是 Z Score＞10），或冠狀動脈已經阻塞（等級 5）

➡每年或每半年接受壓力測試（如心肺運動測試或運動心電圖）及心肌灌注掃描評估。須由心臟專科醫師評估。應避免參加運動比賽、高衝擊運動、接觸式運動（因有有出血危險），及需閉氣的費力運動（如拔河、舉重，有心肌缺氧危險）。其他活動／運動強度依壓力測試及心肌灌注掃描而定。

❤適合從事的運動

川崎症患者適合從事的運動屬低衝擊、非接觸式運動，包括健走，游泳，桌球，自行車等。運動強度最好達到中度以上（運動時有點喘，但還能說出完整的句子），持續 20 至 50 分鐘，每週 3 至 5 次。如此可以降低日後發生心血管疾病的風險。若恢復期之後（6 至 8 週後）仍有關節僵硬，發展遲緩，或體力不足，可到復健科評估治療（如早期療育或心臟復健）。

附註

身高 120 公分以上或 6 歲以上可配合檢查指令者可接受心肺運動測試（如圖）。

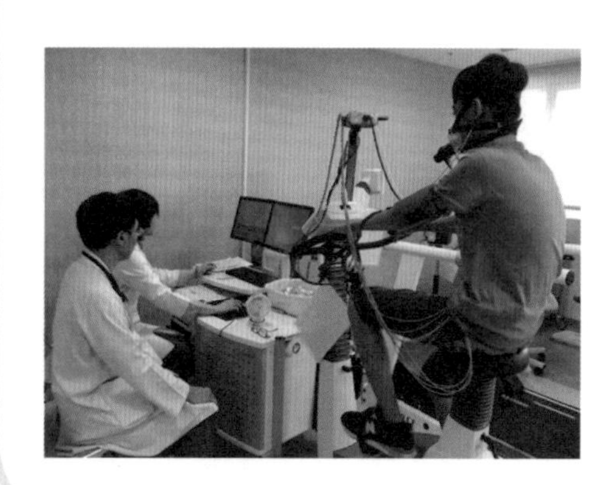

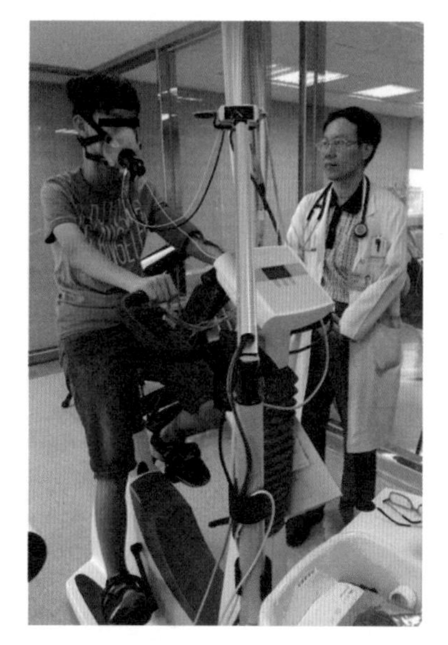

川崎症患者活動管理指引之比較表			
冠狀動脈病變的嚴重度	日本心臟學會（2008）	台大醫院（2014）	高雄長庚醫院（2016）
等級 1&2 生病任何階段皆無冠狀動脈病變；或冠狀動脈有暫時性擴張，但在 6 至 8 週內恢復正常	發病 6 至 8 週後不需限制活動／運動		
等級 3 冠狀動脈有單一小型的動脈瘤（＜4mm 或是 Z Score 2.5-5）	不需限制活動／運動	避免參加運動比賽。其他活動／運動強度依壓力測試而定	避免參加運動比賽。其他活動／運動強度依壓力測試而定
等級 4 冠狀動脈有中型動脈瘤（≧4mm，但≦8mm，或是 Z Score 5-10）或多個動脈瘤	活動／運動性質無限制，但強度依壓力測試而定	避免接觸性運動。其他活動／運動強度依壓力測試而定	避免參加運動比賽。若服用抗凝血藥物，應避免高衝擊運動及接觸式運動。其他活動／運動強度依壓力測試而定
等級 5 冠狀動脈有巨大動脈瘤（＞8mm 或是 Z Score＞10），或冠狀動脈已經阻塞	巨大動脈瘤：不應參加運動校隊。活動／運動強度僅限於輕度；若 1 年後冠狀動脈沒變化，強度可放寬至中度。強度亦可依壓力測試而定 冠狀動脈已經阻塞：不應參加運動校隊。活動／運動強度依壓力測試而定	應避免參加運動比賽、接觸式運動，及需瞬間爆發力的激烈運動	應避免參加運動比賽、高衝擊運動、接觸式運動，及需閉氣的費力運動。其他活動／運動強度依壓力測試而定

❤參考資料

- DuRant RH, Baranowski T, Puhl J, et al. Evaluation of the Children's Activity Rating Scale (CARS) in Young Children. *Med Sci Sports Exerc*. 1993;25(12):1415-21.
- Eleftheriou D, Levin M, Shingadia D et al. Management of Kawasaki disease. *Arch Dis Child*. 2014;99(1):74-83.
- Guideline for Diagnosis and Management of Cardiovascular Sequelae in Kawasaki Disease (JCS 2008) .
- 臺大醫院健康電子報 2014 年 10 月 83 期。

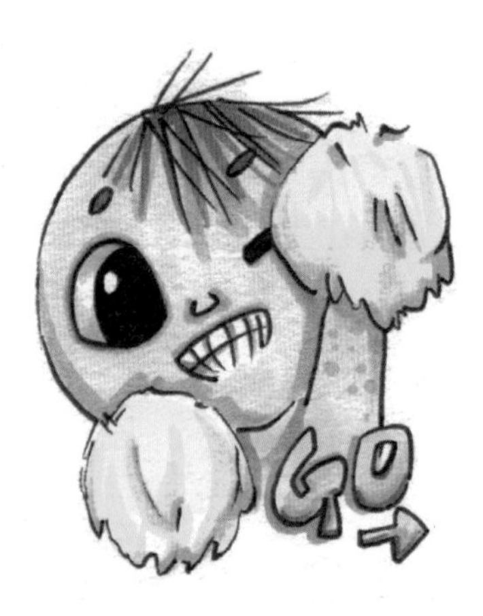

9 川崎寶貝的福利社 社服相關資源篇

高雄長庚紀念醫院社會服務課　顏菁儀社工師

重大傷病卡

一、是否可以開立重大傷病卡？

當寶貝經醫師確診為川崎症（ICD-10：M30.3，皮膚粘膜淋巴結綜合症），就可以開立重大傷病卡，而且是永久有效。但開立與否還是由主治醫師決定。

二、如何開立重大傷病卡？

由專科醫師開立重大傷病申請書、檢附血液學檢驗報告或病理報告或可資佐證之相關資料（如：診斷書），家屬提供戶口名簿影印本，由醫院或家屬送健保署審查。

三、重大傷病卡可享的福利？

若確診川崎症而領取到重大傷病卡，只要是因川崎症相關疾病就醫或是住院治療方可減免健保部分負擔的費用。

教育部學產基金

一、內容

教育部為協助急難需求之學生，特制定本基金，須於事件發生之日起3個月內（重大傷病是有效期限內可申請）向所屬學校或幼稚園提出申請，同一事件以家庭為單位，申請以1次為限，如有兄弟姊妹，僅限1人申請，不得重複領取。

二、基本應附資料

1. 申請書正本（可至網頁列印 http://edufund.cyut.edu.tw 或向學校老師提出）。
2. 學生在學證明或學生證正反面影本（須蓋當學期註冊章）。
3. 全家的戶籍謄本。
4. 父母（或監護人）及學生3人最近1年所得清單及財產清單（請向各地國稅局申請，所得合計逾百萬、財產逾千萬不予核給）。

學生平安保險

一、內容

住院病童自就學期間，若至醫院急診或住院，每次住院金額5萬元以內，將資料交予學校導師提出申請，可向學校所投保之單位申請理賠，實支實付。

二、基本應附資料

1.診斷證明書。

2.繳費收據正本。

❤高雄長庚紀念醫院社會服務課

前來高雄長庚醫院就醫時，有經濟困難、福利諮詢等需求之民眾，可洽社會服務課。

聯絡電話：（07）7317123 轉 8134、3088。

❤中華川崎症關懷協會

除高雄長庚紀念醫院的社會服務課外，亦可向中華川崎症關懷協會洽詢更多更詳細關於川崎症的相關問題和尋求協助。

地址	高雄市鳥松區大埤路 123 號 高雄長庚紀念醫院兒童醫院 7 樓川崎症中心
電話	（07）7317123 轉 8320
傳真	（07）7352225
Facebook 粉絲專頁	https://www.facebook.com/kawasakidisease/ 關鍵字搜尋：中華川崎症關懷協會

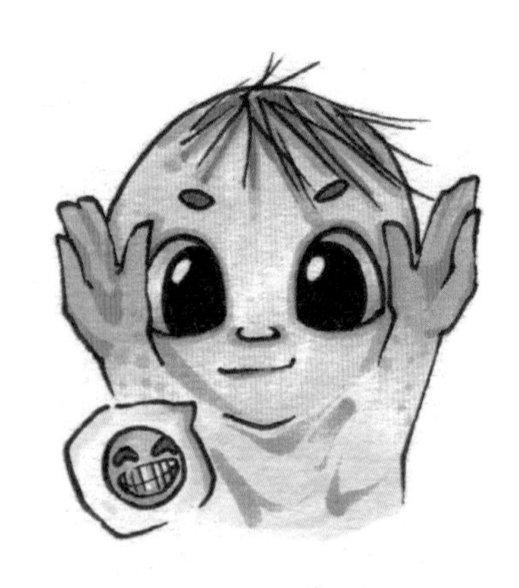

10 川崎症與過敏相關症狀

高雄長庚紀念醫院兒童過敏科　張鈴偲醫師

最近許多研究報告都指出川崎症患者過敏性疾病的盛行率較高，在台灣幾個基於全台灣健保的保險資料庫研究發現川崎症和過敏之間的相互作用的關係，高雄長庚醫院川崎症中心完成第一個全族群分析（BMC Pediatrics 2013）。川崎症之後產生氣喘（Asthma，高出 1.51 倍）和過敏性鼻炎（Allergic rhinitis，高出 1.3 倍）的比率明顯增加，另外研究亦發現川崎症之後異位性皮膚炎（Atopic dermatitis，高出 1.25 倍）也會有較高的發生率，大多數異位性皮膚炎在川崎症發病後才產生，川崎症病童有較高過敏性疾病的趨勢是從 1 歲就開始，且需注意到小學時期。研究也證實，罹患川崎症之前本身已有過敏性相關疾病也會增加罹患川崎症的風險。此外，罹患川崎症的風險與過敏性疾病的數目和嚴重程度相關聯。本身已有蕁麻疹（Urticaria）的患者會得到川崎症的風險比例最高，其次是過敏性鼻炎患者和異位性皮膚炎。

對於川崎症和過敏性疾病之間的關聯或機制尚未完全釐清。過敏的增加可能來自川崎症疾病本身或是有一些來自於免疫球蛋白的治療；值得注意的是，在川崎症患者的血液中，發現與過敏性疾病高度相關的 E 免疫球抗體（IgE）和嗜酸性白血球（Eosinophil）於川崎症病童也會有明顯之上升。其他的研究報告也指出氣喘和川崎症患者基質金屬蛋白酶（Matrix metalloproteinase）的表現量都增加。

過敏性疾病也是兒童常見的免疫相關疾病，包括氣喘、過敏性鼻炎和異位性皮膚炎。

1. 異位性皮膚炎的特色：表皮屏障的缺陷所產生慢性、復發性、搔癢的皮膚炎，臨床表現隨年紀改變，嬰兒期主要影響臉頰及關節外側，兒童期主要影響關節內側，**因此建議注意反覆出現會搔癢於固定處的皮膚疹**。
2. 氣喘三大症狀：呼吸困難或胸悶、夜間或凌晨時發作的慢性咳嗽及喘鳴。**胸悶與胸痛**常被誤以為是心臟所造成的影響，**尤其是川崎症小孩，於追蹤心臟之外還需要考慮因呼吸道及氣管過敏所導致的胸悶與胸痛。**

3. 過敏性鼻炎的主要症狀：鼻塞、鼻子癢，打噴嚏，流鼻水，挖鼻子，張嘴呼吸、黑眼圈、揉鼻子等。

過敏性疾病的檢查方法主要是檢驗血中的 E 免疫球抗體（Total IgE 過敏指數），血清過敏原特異性 E 免疫球抗體測定（MAST、CAP）對診斷特定過敏也很重要。

提醒川崎寶寶家長，川崎症病童除了定期追蹤心臟相關檢查之外，也要注意過敏相關問題，先知道哪一些症狀是過敏相關，由過敏專科醫師評估過敏的可能性，適時安排抽血做過敏指數與過敏原檢查，避免過敏原接觸，接受正確過敏治療。如此一來小孩方可以有好的生活品質，健康快樂的成長。

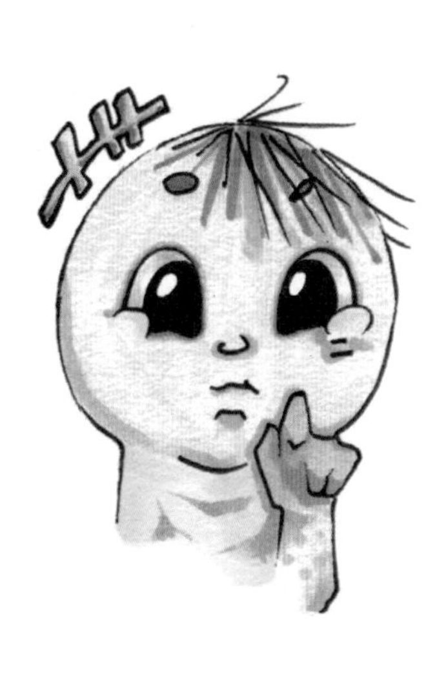

11 川崎症與兒童心智疾病的關係

高雄長庚紀念醫院兒童心智科　王亮人主任

親愛的家長，您的寶貝因為川崎症連日以來的發燒，想必您與寶貝都受苦了，您可能也會擔憂寶貝罹患川崎症，是否會影響日後的心智發展，因此我們為您作以下簡介。

❤罹患川崎症會造成日後發展遲緩或智能的影響嗎？

發展遲緩兒童一般是指 6 歲以前兒童，在認知發展、生理發展、語言及溝通發展、心理社會發展或生活自理方面，有一種或數種發展速度落後或品質上的異常。目前國際上有美國與印度的研究團隊，針對學齡期的川崎症兒童作認知發展測驗，發現他們的認知表現與一般兒童**無差異**。我們長庚的研究團隊目前也發現：無論孩子在學齡前或學齡期，其各方面的發展並無差異。

❤罹患川崎症會造成日後注意力不足或過動嗎？

注意力不足過動症（Attention deficit hyperactivity disorder，縮寫 ADHD）是一種兒童青少年常見的心智問題，有此問題的孩子會有注意力無法持續、好動與衝動控制困難等行為，進而會影響到孩子的學習與人際關係。目前關於川崎症與注意力不足過動症關聯的醫學研究仍然很少，長庚的研究團隊以台灣的健保資料分析後發現，罹患川崎症**並不會**造成日後注意力不足過動症的發生率增加。

❤罹患川崎症會造成自閉症嗎？

自閉症是一種兒童發展疾病，徵狀通常在幼兒 3 歲前出現，自閉症孩子通常會有人際關係障礙、語言表達障礙、刻板而侷限的行為或興趣。目前關於川崎症與自閉症關聯的醫學研究也很少，長庚的研究團隊同樣以台灣的健保資料分析後發現，罹患川崎症**並不會**造成日後自閉症的發生率增加。

由上述資料可知，目前證據顯示孩子若罹患川崎症，並不會比沒有罹患川崎症的兒童有更高心智疾病的風險（發展遲緩、注意力不足過動症或自閉症），因此家長們請不用過度擔心。但因為上述幾種疾病仍然是兒童最常見的發展與心智問題，如果寶貝有上述問題，可能會對將來的學習、行為或人際關係產生負面影響，因此如果您擔心您的寶貝有上述問題的可能，敬請至各醫療院所找專業的兒童心智科專家評估。

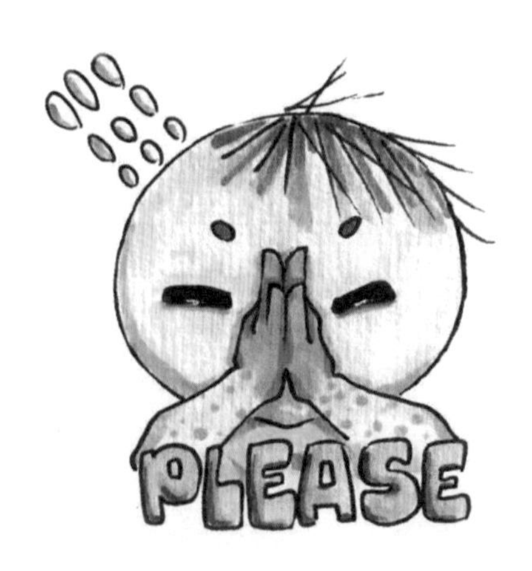

12 川崎寶貝的呼吸照護

高雄長庚紀念醫院呼吸治療科　李銘勛治療師

川崎症的兒童可能伴隨著呼吸道感染的症狀，類似「感冒」的咳嗽、發燒、流鼻水症狀，因為兒童的氣道相對窄小，容易導致分泌物滯留，表現出狗吠式咳嗽、喘鳴聲等呼吸道阻塞症狀，甚至是呼吸急促、呼吸困難等氧氣缺乏的症狀，情形嚴重者，還可能需要插上氣管內管，使用呼吸器來幫助呼吸。

在呼吸治療方面，根據不同的嚴重程度，可以給予吸入型藥物緩解外，還有氧氣霧氣治療與胸腔物理治療（拍痰）。

❤吸入型藥物

經過霧化的藥物，可藉由吸氣直接傳送到呼吸道，減少全身性副作用，藥效作用快速，而且使用劑量較小，兒童常見的藥物種類如下。

- 支氣管擴張劑：能使呼吸道平滑肌舒張，緩解症狀，長期使用不會引起耐藥性。
- 皮質類固醇：抑制發炎、過敏反應，減少呼吸道黏液分泌，記得使用後應立即漱口，預防發生黴菌感染。
- 腎上腺素：可以減低呼吸道水腫的情況。
- 化痰藥物：使分泌物黏稠度降低，並促使黏液溶解。

❤氧氣與霧氣治療

一般大氣中的氧氣約佔 21%，氧氣霧氣治療是將氧氣濃度提高作為一種藥物，預防及改善缺氧症狀，需注意的是長時間使用高濃度氧氣（大於 60%），會產生所謂氧氣毒性，對身體組織造成傷害，而使用霧氣來增加濕度，可以稀釋分泌物，並且降低呼吸道水腫，以下是兒童常用的氧氣設備。

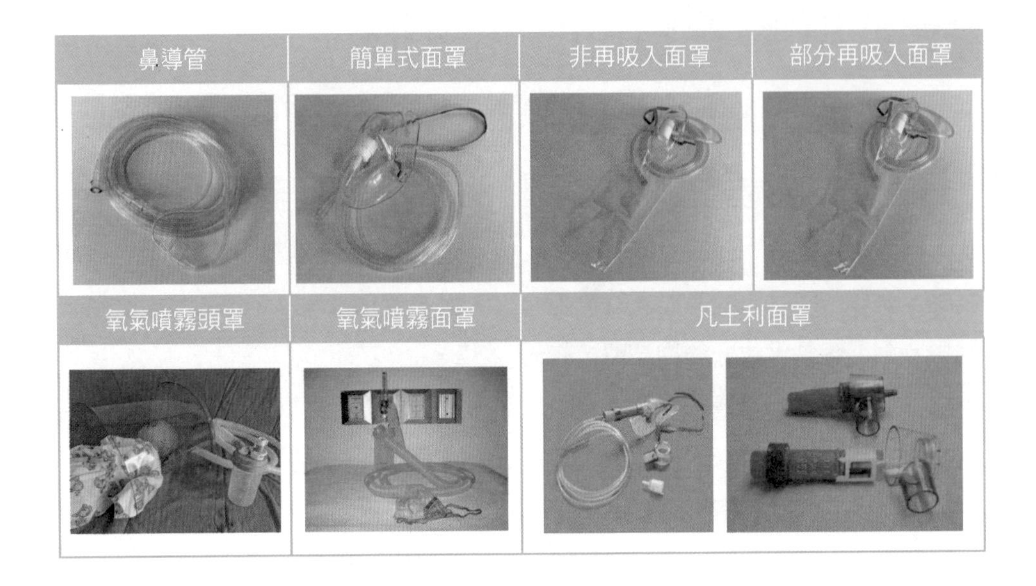

❤胸腔物理治療（拍痰）

指的是利用姿位引流、翻身、胸腔叩擊、震顫和咳嗽的技巧，幫助兒童排出呼吸道內分泌物。事實上，隨著醫療發展，有許多的輔助器具與技術不斷推陳出新，但目前未有足夠的研究證據，指出何種為最佳效益的痰液清除技術。接下來介紹相關的技術與注意事項。

姿位引流

利用重力原理，將兒童擺放特定姿勢，促使痰液進入中央大氣道，再經由咳嗽或抽吸將痰液排出。

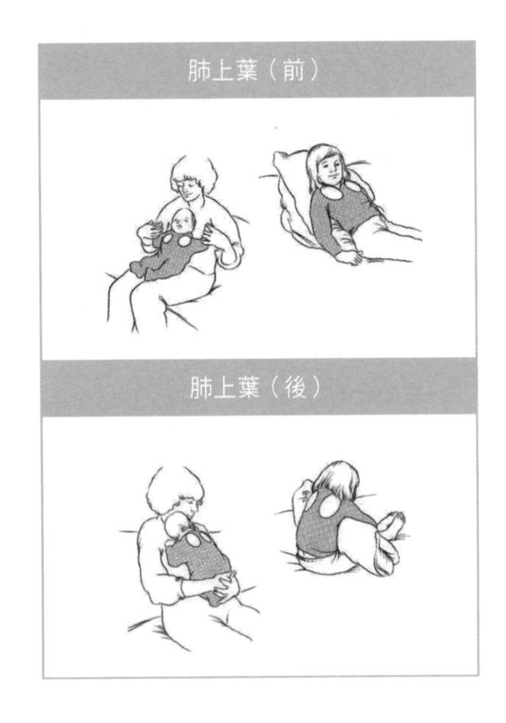

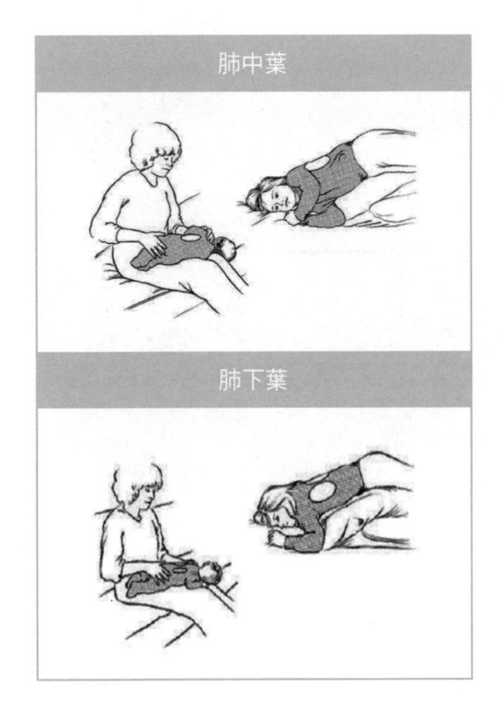

胸腔叩擊

在適當的姿勢下，將手指和拇指靠攏形成杯狀，放鬆手腕關節，有節奏性地向下輕拍胸壁處，力量透過胸壁產生機械性的動能，傳送到肺葉組織，鬆動痰液塊，再經由咳嗽或抽吸將痰液排出。

- 叩擊時間：餐前 30 至 60 分鐘或餐後 1 至 2 小時，每個部位執行大約 5 至 10 分鐘，每天約 4 至 6 次，避開心臟、腎臟及骨突出處如胸骨、脊椎、腰部等部位，最重要的還是慢、輕，以不引起疼痛為原則。
- 執行叩擊時，應留意兒童臉色與呼吸型態，若有發紺、臉色蒼白、呼吸費力或嘔吐，可先暫停，清除口鼻分泌物，等待呼吸平復後再繼續。
- 手勢示意圖：

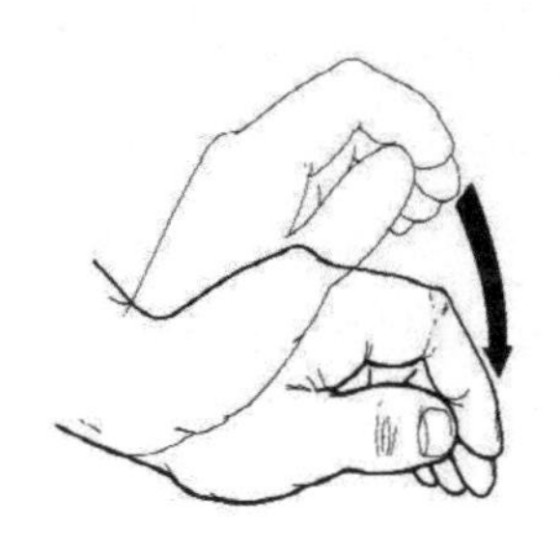

咳嗽

咳嗽是清除痰液最直接且有效的方法，如果是年紀太小的幼兒無法咳嗽或不願意咳嗽兒童，則可執行口鼻氣管抽吸，移除分泌物，通暢呼吸道。

❤參考資料

- 高雄長庚紀念醫院，呼吸治療科，小量噴霧器使用說明單。
- 高雄長庚紀念醫院，呼吸治療科，氧氣治療標準作業規範。
- 高雄長庚紀念醫院，呼吸治療科，胸腔物理治療說明單。

- 高雄長庚紀念醫院，呼吸治療科，姿位引流及胸腔扣擊標準作業規範。
- AARC Clinical Practice Guideline: Postural Drainage Therapy. *Respir Care*. 1991;36(12) 1418-1426.
- AARC Clinical Practice Guideline: Effectiveness of Nonpharmacologic Airway Clearance Therapies in Hospitalized Patients. *Respir Care*. 2013;58(12):2187-2193.
- AARC Clinical Practice Guideline: Selection of an Oxygen Delivery Device for Neonatal and Pediatric Patients. *Respir Care*. 2002;47(6): 707-716.
- Egan's Fundamentals of Respiratory Care, 7th/10th.

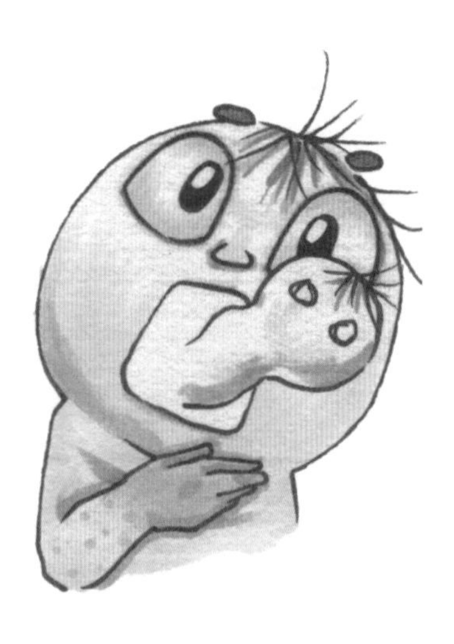

13 川崎寶貝的中醫療養

新世紀中醫診所　郭哲彰院長

❤定義

川崎症就西方醫學是以皮膚黏膜出疹、淋巴結腫大和多發性動脈炎為特點的急性發熱性疾病。就中醫而言，本病屬於「溫病」範疇，與「疫疹」或「斑疹」有關。

❤病因病機

根據中醫「溫病學說」的觀點，外來的致病原侵犯人體分為 4 個層次，由外而內分別為「衛分」、「氣分」、「營分」、「血分」4 個階段。但因小兒體質為「純陽之體」，「稚陰稚陽」，「臟腑薄、藩籬疏、易於傳變」，若小兒受到外感溫毒或疫毒之邪侵犯，初起「衛分」症狀短暫停留後迅速入裡，而表現為肺胃蘊熱的「氣分」症狀。接著毒從火化，內竄「營分」，形成「氣營同病」。熱灼營陰，瘀熱不散，壅於血脈，熱瘀交阻，充斥皮膚黏膜，瘀阻肢體四肢末梢，進而變生它證。

當熱毒內迫「血分」，可引起發斑或冠狀動脈病變。

若熱毒化火內燔，煉液成痰，痰火鬱結於頸項，則導致淋巴結腫大等症。

而溫熱之邪最易耗傷陰液，熱邪久羈，陰津損耗，常見津液虧損，邪熱留戀，痰瘀阻竅，心失所養，甚則陰損及陽，形成氣陰兩虛，氣滯血瘀，而致冠狀動脈瘤、冠狀動脈炎性硬化等變證。

本病發病急，傳變快，熱勢重，化燥傷陰明顯為臨床特點。「氣營同病」為其重要病理過程；「營虧熱毒血瘀交阻」為本病病機特點。

西醫診斷標準與衛氣營血之關係	
西醫診斷標準	中醫辨證
持續發高燒（39～40°C）超過 5 天，嚴重者並可延長 2 至 3 週	氣分
手腳之紅斑、浮腫或皮膚脫屑，特別是指尖周圍	營、血分（血熱灼津故脫屑）
不同型態的皮疹，廣泛分布於四肢和軀幹	
兩眼結膜充血，但無分泌物	血分（津液大傷故無分泌物）
口腔黏膜變化，如草莓舌或嘴唇紅裂甚至出血	氣分（舌紅）、營血分（舌絳紫）
急性非化膿性頸部淋巴結腫大，單側或雙側，直徑至少 1.5 公分	營、血分（津傷痰凝血瘀）

❤辨證論治

一、治療總則

清熱解毒是本病的治療總則。

二、衛氣營血辨證

1. 衛氣同病型：治宜清熱解毒，辛涼透表，方選銀翹散合白虎湯加減。
2. 氣營同病型：治宜清氣涼營，解毒護陰，方選清瘟敗毒飲合清營湯。
3. 營血同病型：治宜清熱涼血，養陰生津，方選犀角地黃湯合增液湯加減。
4. 熱入心包型：治宜清心開竅，方取紫雪丹或安宮牛黃丸。
5. 心陽暴脫型：治宜回陽救逆，方取參附湯加減治療。
6. 氣陰兩虛型：治宜養陰清熱，益氣化瘀，方選沙參麥冬湯加減。

辨證論治		
證型	治則	藥方
衛氣同病	清熱解毒，辛涼透表	銀翹散＋白虎湯
氣營同病	清氣涼營，解毒護陰	清瘟敗毒飲＋清營湯
營血同病	清熱涼血，養陰生津	犀角地黃湯＋增液湯
熱入心包	清心開竅	紫雪丹、安宮牛黃丸
心陽暴脫	回陽救逆	參附湯
氣陰兩虛	養陰清熱，益氣化瘀	沙參麥冬湯

三、臨床分期論治

臨床分期論治分為 2 期，如下所示：

臨床分期論治			
急性病	氣營兩燔，熱熾津傷	清熱涼營，生津活血	清營湯＋白虎湯
恢復期	氣陰兩虛，血液凝滯	益氣養陰，活血化瘀	生脈飲＋桃紅四物

四、外治法

紫草油外敷治療可治療川崎症所致的皮膚黏膜病損。

五、現代藥理研究

現在中藥藥理研究，清熱解毒藥可對細胞因子網路進行調節，抑制炎性介質，從而減輕炎症的過度反應。活血化瘀藥：1.可降低血液黏稠度，抑制血小板凝集。降低血小板黏附力，抑制血小板內血栓素的合成和釋放。2.可改善機體的免疫功能，減少炎症組織的水腫，調節毛細血管的通透性，促進組織間液的吸收，有利於炎症的消退。3.可擴張冠狀動脈，增加冠狀動脈血流量。

清熱解毒和活血化瘀藥物合用可加速血液迴圈，降低血液黏稠度，預防血栓形成。

在熱毒血瘀證模型的家兔實驗中，應用養陰生津藥物與活血化瘀藥物進行治療研究。結果提示，養陰生津與活血化瘀藥物具有改善血液流變性，抑制體外血栓形成，調節凝血功能，抵禦自由基對組織的損傷等方面的作用。

六、中西醫結合治療

筆者文獻回顧有關中西醫結合治療小兒川崎病共 10 篇：

1. 吳穎萍。中西醫結合治療小兒川崎病。湖北中醫雜誌。2002，24（2）。
2. 李若萍。中西醫結合治療小兒川崎病 12 例。光明中醫。2008，23（7）。
3. 江英能等。中西醫結合治療小兒川崎病 18 例療效觀察。新中醫。2002，34（1）。
4. 衛建和等。中西醫結合治療小兒川崎病 48 例臨床觀察。河北北方學院學報（醫學版）。2006，23（6）。
5. 周優麗等。中西醫結合治療小兒川

崎病臨床觀察。浙江中醫藥大學學報。2007，31（2）。

6. 韓曉燕。中西醫結合治療小兒川崎病 20 例。光明中醫。2013，28（2）。

7. 柳樹英等。清熱化瘀、益氣養陰法治療川崎病分析。甘肅中醫。2010，23（2）。

8. 肖蓉、馬新蕾。清熱解毒活血化瘀治療川崎病 30 例臨床觀察。長春中醫藥大學學報。2013，29（2）。

9. 田志傳。解讀化瘀湯治療川崎病 20 例臨床觀察。河南中醫。2007，27（11）。

10. 王俊宏、李萍。中西醫結合治療小兒川崎病 30 例。北京中醫大學學報（中醫臨床版）。2009，16（2）。

統計分析總結：中藥介入西醫治療的時機越早預後越好，中西醫結合可有效降低發燒、發炎指標、臨床症狀以及縮短病程，並且降低冠狀動脈併發症。**須注意，與阿斯匹靈並用時，需減少活血化瘀藥物之用量。**

❤飲食宜忌

本病在急性期證型屬於「氣營同病」，飲食方面宜採少量多餐、軟質、避免過熱、過度油膩及刺激性食物。食物屬性上，忌用辛辣、燥熱、燒烤、油炸食物。例如辣椒、大蒜、芫荽、老薑、蔥、沙茶醬、茴香、韭菜、肉桂、羊肉、龍眼、荔枝、芒果、榴槤、醃製品、咖啡、咖哩、巧克力等。此外，不建議用當歸、人參來進補，川崎症兒童服用阿斯匹靈具有出血的危險性，再加上當歸、人參有活血化瘀的功效，一旦兩者加乘效果，更易增加出血的危險性。

因本病以皮膚黏膜出疹、淋巴結腫大和多發性動脈炎為其特點，就中醫觀點可多服用透營涼血，化痰通絡之品，如蓮藕片、山竹、荸薺、桑葚原汁、紅龍果、山楂。

本病在恢復期證型屬於「氣陰兩虛」，飲食基本上可恢復正常，但有冠狀動脈病變孩童建議給予低脂肪、低膽固醇的食物，食物屬性上，同樣忌用辛辣、燥熱、燒烤、油炸食物。平時川崎症兒童可以服用百合銀耳蓮子湯，連續吃一週，以調補身體、恢復元氣。

百合銀耳蓮子湯

材料	銀耳（乾品）15g、百合（鮮品）30g、蓮子（乾品）30g、紅棗 4 顆（開邊去核）、枸杞子 6g。
做法	1.銀耳、蓮子先用溫水浸泡 1 個小時，其餘材料洗淨備用。 2.先下銀耳及蓮子，煮開以慢火再煮 45 分鐘。 3.加入百合、紅棗和枸杞子，再煮 10 分鐘，以適量冰糖調味即成。

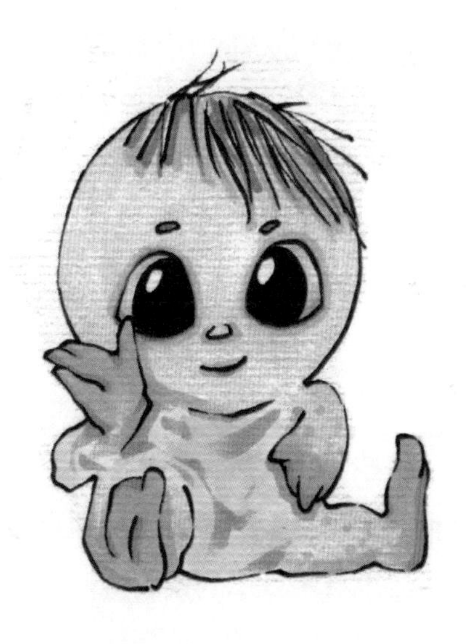

14 後 記

2004 年於恩師王志祿醫師及楊崑德教授的指導與帶領下進入川崎症的世界；臨床上遇到許多的川崎症病童及家長們，深深感覺到這個疾病似乎造成許多家長的困擾。2008 年成立了第一個川崎症部落格，截至目前共累積來自全世界超過 100 個國家超過 33 萬人次瀏覽。2011 年出版了全台灣第一本川崎症市售書籍《兒童發燒五天竟導致心臟病：您不可不知的川崎症》，書中描述部落格中許多家屬主動分享照護川崎症病童的心酸、點滴或給予我們的回應與鼓勵，家屬利用這一個平台來提出來問題與回覆；這是一本相當完整的川崎症書籍，從家屬的故事、川崎症描述、到基因與最新的進展。隨後 2013 年因應時代的需求，較容易入手且簡單的「速成班」手冊出版了，第二本川崎症書籍《郭和昌醫師告訴你：孩子高燒要當心別讓川崎症傷了寶貝的心臟》。

這些年 Facebook 臉書正夯，我們也成立了臉書的川崎症社團及川崎症粉絲專頁，分享的疾病特色照片超過 100 萬人的觸及率，是更有效率地宣導、認識川崎症的平台，是許多川崎寶寶家屬互相分享、互相交流、互相鼓勵的好地方。除了臉書與隨意窩，我們又設置了微博提供對岸中國人認識川崎症的平台。出版書籍以外，筆者深深覺得家長們好像還是缺乏相關的醫療資訊來源，因此我們召集了「川崎症照護團隊」成員包含兒科醫師、川崎症專家、兒童心智科醫師、兒童過敏科醫師、心理師、復健科醫師、臨床藥師、護理師、專科護理師、營養師、呼吸治療師、川崎症個案管理師與社服單位一同來完成這一本完整訊息的《川崎症口袋寶貝書》。

由衷希望更多家長及醫護人員能更了解川崎症，也希望這一本書可以幫助到許多家長心中的疑慮與照護的無助，並減少這一個世紀之謎的川崎症對所有寶貝的傷害。

中華川崎症關懷協會　創會理事長

郭和昌 醫師

於 2016 年冬

高雄長庚紀念醫院
——川崎症特色醫療

川崎症中心	（兒童醫院 7F）
中華川崎症關懷協會	（兒童醫院 7F）
川崎症門診	（兒童醫院 1F）
川崎症走廊	（兒童醫院 7F）
川崎症研究室	（兒童醫院 7F）
川崎症衛教室	（兒童醫院 1F）
川崎症專屬病房區	（兒童醫院 7F 病房區）
川崎症書籍	（麗文文化及城邦出版社出版）
川崎症英文教科書章節	（InTech、Springer、Nova 出版）
川崎症口袋寶貝書	（麗文文化出版）
川崎症隨意窩網站	（Yahoo）http://blog.xuite.net/erickuo48/kawasakidisease
川崎症臉書社團	（Facebook）http://www.facebook.com/home.php?ref=logo#!/group.php?gid=120542631316130
川崎症臉書粉絲團	（Facebook）https://www.facebook.com/kawasakidisease/
川崎症微博網站	
川崎症臨床照護團隊	
川崎症整合型計畫	

發明川崎症診斷口訣 1-2-3-4-5

亞洲排名第一之川崎症專家　（Expertscape）

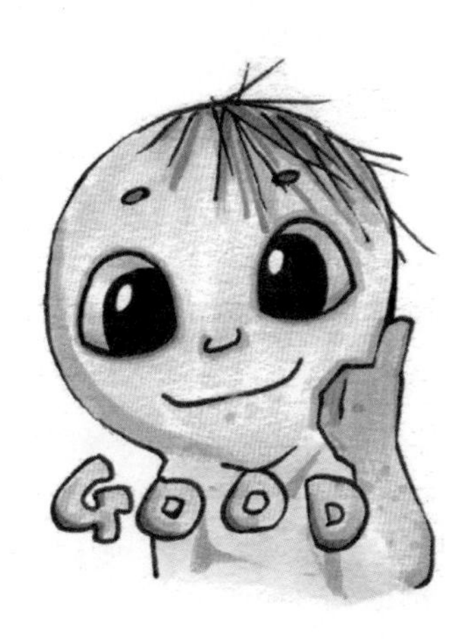

川崎症口袋寶貝書感謝大家付出

中華川崎症關懷協會
高雄長庚紀念醫院川崎症中心
高雄長庚紀念醫院兒童內科部
高雄長庚紀念醫院護理部
高雄長庚紀念醫院復健科
高雄長庚紀念醫院兒童心智科
謝凱生　教授
郭哲彰　院長
王琳毅　醫師
郭和昌　醫師
王亮人　醫師
羅貿鴻　醫師
張鈴偲　醫師
郭明慧　醫師
李榮明　藥師
林燕縫　藥師
邱燕甘　督導
林怡攸　護理長
林瓊君　護理長
陳寶純　護理長
侯秋萍　護理師
李銘勛　呼吸治療師
蕭淑蓮　營養師
顏菁儀　社服課
謝其慶　專員
林婷薇　心理師
蔡姿好　心理師
吳佩霖　個案管理師
郭玉霞　助理
陳美光　助理
何婷婷　助理
朱巧倫　助理

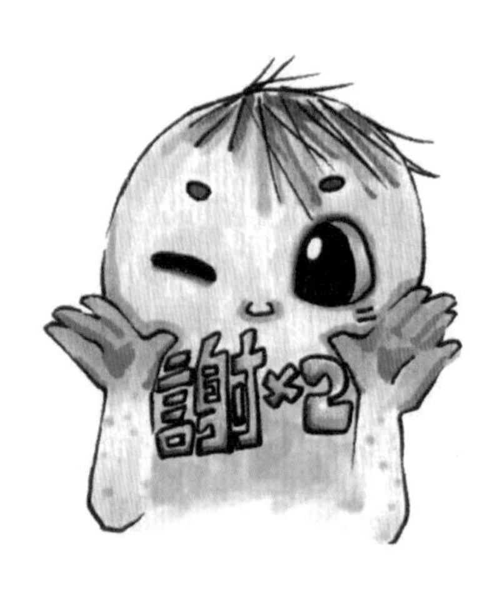

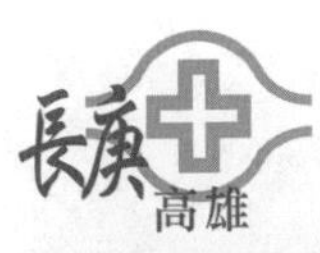

故事從日本的川崎醫師說起

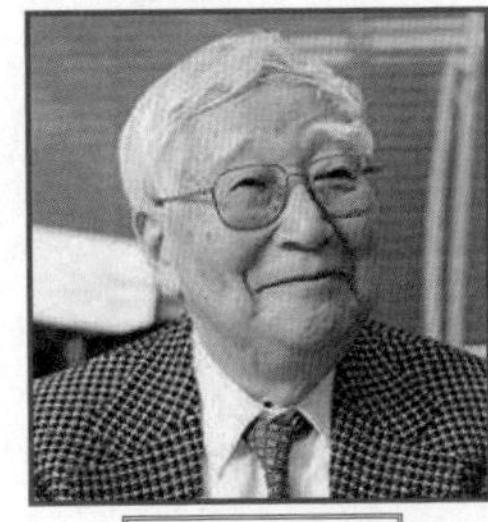
川崎富作 醫師

西元1961年的日本東京，一位年輕的兒科值班醫師-川崎富作醫師(Tomisaku Kawasaki)正忙碌地照顧一名又一名高燒不退的小病患。小孩們的哭聲此起彼落，父母的心也像被金箍咒緊掐著。

這位年輕醫師苦思所有可能的病因：「…是否如A教授所言，某種新興病毒感染；或像B博士所說，是一種結締組織的免疫疾病；亦或者如C醫師的推論，是一種兇猛又培養不出來的細菌感染所造成的腦膜炎、敗血症、尿道炎，所以細菌所到之處都會有白血球孳生？」「可是，那些猝死的孩子經大體解剖所呈現的心肌炎（myocarditis）以及嚴重的冠狀動脈血管瘤（coronary arterial aneurysm），甚至完全被血栓阻塞造成大範圍的心肌梗塞（Myocardial Infarction），又要如何解釋呢？」「到底，這幾名死亡的病兒只是特例，還是他們呈現的嚴重心臟冠狀動脈發炎是所有病兒共有的病理變化，亦或只是程度輕重有別而已？」

川崎富作醫師簽名

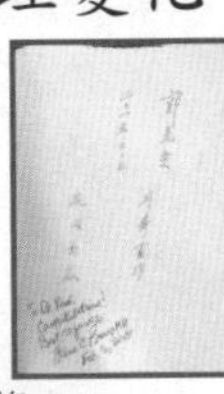

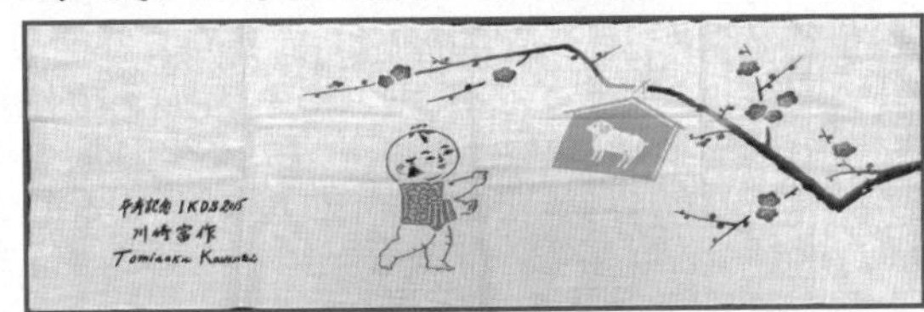

川崎富作醫師90大壽贈送川崎病中心之禮

文章內容摘錄自中國醫訊-張正成醫師

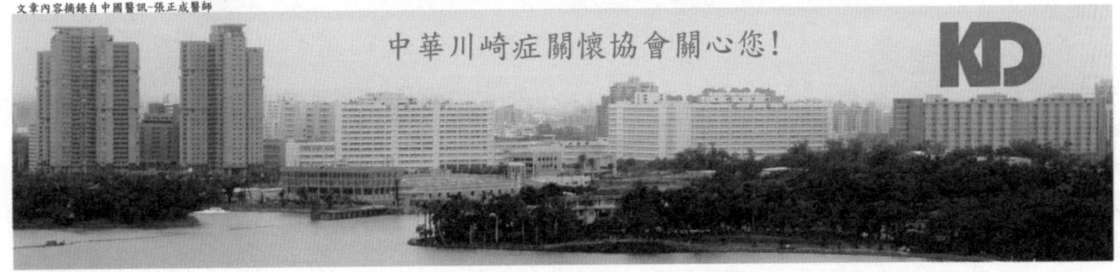

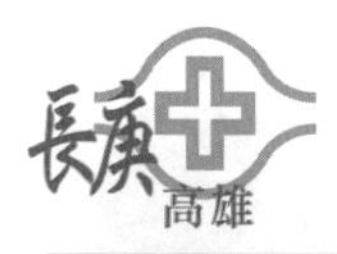

發現川崎症的故事

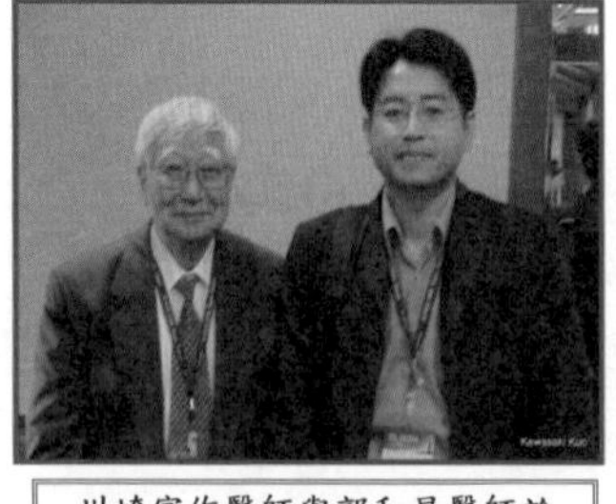
川崎富作醫師與郭和昌醫師於 2008年世界川崎症大會IKDS合影

深夜裡空蕩迴廊傳來「三東26床病兒發燒39.6度C，請值班醫師前來探視！」聽到廣播，年輕的川崎醫師嘆口氣，挾著病歷，起身邁向孩子的病房，一邊喃喃自語：「一歲三個月大的男嬰，發燒第八天，廣效抗生素已經用了三天，退燒藥一用再用，卻毫無起色 …」。

再看看自己檢查病人所作的紀錄：嘴唇紅、乾、有裂痕、出血又結疤，簡直像被火燒焦一般；眼球佈滿血絲、卻又無分泌物；右頸淋巴腺腫大，會痛、讓人摸不得；臉上、身體、四肢的紅疹就更多樣性了，有條狀、點狀、塊狀、甚至整片整片的泛紅。最奇特的是，病人的手掌和腳掌都是又紅又腫，連指頭關節都腫胖起來了。

「不對！不對！」年輕的川崎醫師百思不得其解的搖頭，「沒有任何醫學文獻記載的疾病會出現如這些病童的症狀，可是我最近照顧過的發高燒病童，卻個個是如此，這很可能是一種新型的疾病！」

文章內容摘錄自中國醫訊-張正成醫師

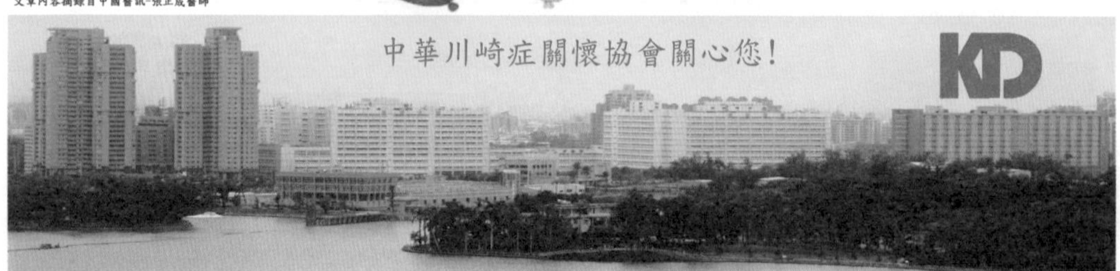

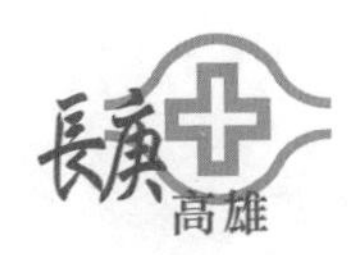

川崎富作醫師發現川崎症

年輕的川崎醫師不禁覺得滿腹委屈。心想今天早上才向教授提出這種新型疾病的看法時，被當場訓斥一頓，告誡他要認真學習，不要胡思亂想！

歷經數年(1967年)，那位年輕醫師終於將近五十名這樣的病例整理後發表論文，並依據症狀命名為「皮膚黏膜淋巴結症候群」（MucoCutaneous Lymphnode Syndrome，MCLS）。而這位年輕的醫師便是川崎富作醫師。而在1967年川崎醫師發表論文後各國學者也陸續有病例提出，遂將此病稱之為川崎病（川崎症, 川崎氏症, Kawasaki disease），這疾病的神祕面紗也才慢慢被掀開。

在經過多年的研究下，川崎症的病因仍然不明，而在川崎症的領域裡總流傳著：感染科醫師想要找川崎症的感染病因，但是卻找不到一致的感染源，因為沒有一種特別的病毒或細菌可以與此病產生一致的相關。相對的，免疫科醫師則找什麼都有關，因為免疫學中的血清變化都可以與川崎症找到關聯性，只是這些異常反應與線索尚未完全釐清。醫療相關研究人員仍持續努力解開這個世紀之謎…

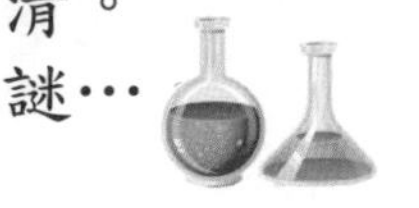

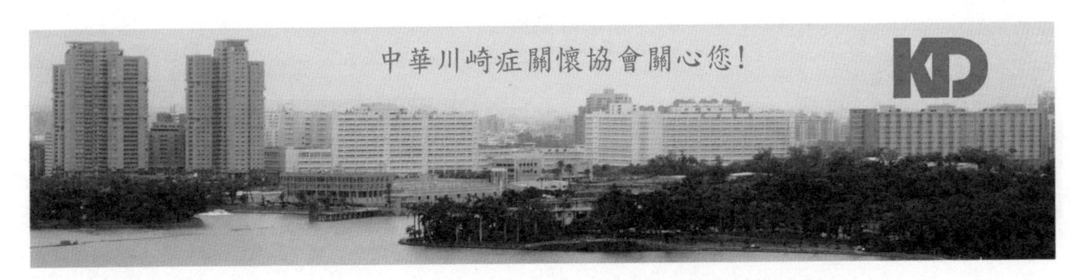

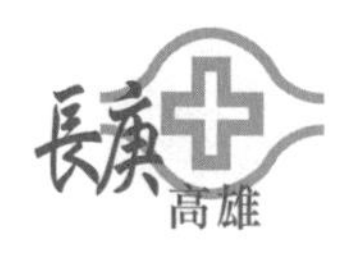

您一定要認識的—川崎症

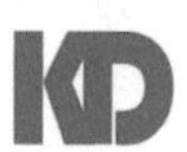

發燒會燒壞心臟的-川崎症 郭和昌醫師

孩子發燒燒壞的不是腦袋而是心臟，您不可不認識的川崎症!

川崎症（Kawasaki disease 或稱黏膜皮膚淋巴結症候群、川崎氏症、川崎病）是一種全身性血管發炎症候群，造成的原因目前仍不清楚。1967 年由日本川崎富作醫師首先發現。台灣兒科醫學會於 2010 年，曾針對全國 500 多名兒科專科醫師進行問卷訪查，結果川崎症被票選為「兒科 10 大棘手疾病」中的第一名。連一群對兒童最專業的醫師都對它感到十分傷透腦筋，那一般的家長們，又怎能不先認識它呢？

台灣的「川崎症」發生率已高居全世界第三，僅次於日本及韓國；每年有將近 1000 個新罹病個案，中國大陸一年預估有 100,000 名新個案；4～6 月是高峰期，以 5 歲以下的兒童最常見，若未能及時治療，將會造成心臟傷害且影響一生。許多家長都是於小孩子罹病之後，才開始想了解川崎症。因此，容易有錯過「十天之黃金治療期」的危險，故最好的防治方法就是推廣認識這個疾病，讓家長都能事先有所警覺並謹慎的防範。

川崎症的特色症狀，發燒斷續超過 5 天(耳溫>38 度 C)，合併 5 個診斷口訣「1 個嘴巴、2 個紅眼睛、3 隻手指摸頸部淋巴腫大、4 肢末端紅腫及退燒後脫皮、5 全身皮膚疹」中的 2-3 個症狀就需注意川崎症的可能性並盡速就醫。數字「5」與川崎症密切相關，就是用 **4 個 5** 讓家長特別熟記川崎症症狀特色。「5 歲以下」、「5 天發燒」、「5 大症狀」、「5 月好發」。台灣及他國家有接種卡介苗 BCG 的病童身上，還有個相當特別的症狀，就是卡介苗接種處常有出現紅腫或潰瘍。

川崎症雖然目前仍沒有辦法去預防它，但它是可以被治療的。於發燒的 10 天黃金治療期內使用人類免疫球蛋白(丙球、IVIG)治療，可以大大降低心臟的傷害。因此，最好的預防方式，就是讓大家去認識川崎症的特色症狀，把握疾病的即時診斷及治療期，川崎症就可以遠離您家的寶貝了！

中華川崎症關懷協會
高雄長庚川崎症中心

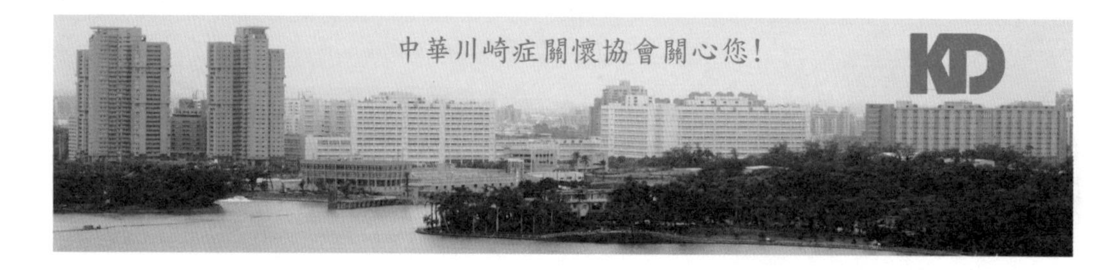

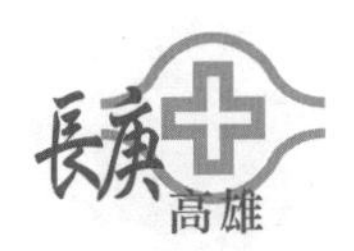

如何診斷川崎症?

高雄長庚醫院全球首創診斷口訣 1-2-3-4-5

表一　川崎氏症診斷要件：

1. 發燒≧五天
2. 雙側非化膿性結膜炎
3. 大於 1.5 公分之頸部淋巴結腫大
4. 多形性皮膚紅斑
5. 嘴唇或口腔黏膜異常：草莓舌，嘴唇乾裂，廣泛性口咽部紅腫
6. 四肢異常：手掌與腳掌水腫，手指及腳趾脫皮

在排除其他已知的疾病下，發燒合併其他至少四個診斷要件，便可確認是川崎氏症.[3]

Kuo et al. *Acta Pediatr Twiwan*. 2006.

TABLE 1. Diagnostic Criteria for Kawasaki Disease*

1. Fever ≥5 days
2. Nonpurulent conjunctivitis, bilateral
3. Cervical lymphadenopathy, >1.5 cm
4. Polymorphous skin rashes
5. Abnormalities of lip or oral mucosa: strawberry tongue, fissured lips, diffuse erythema of oropharynx
6. Abnormalities of extremities: edema of palm and soles, desquamation of finger tips

*The diagnosis of Kawasaki disease is considered confirmed by the presence of fever and 4 of the remaining 5 criteria if other known diseases can be excluded.[3]

Wang and Kuo et al. *Pediatr Infect Dis J 2005;24: 998–1004.*

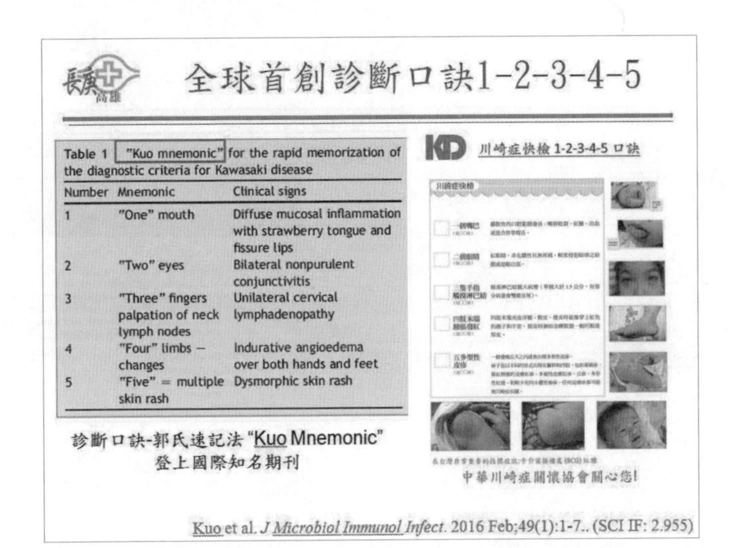

全球首創診斷口訣1-2-3-4-5

Table 1 "Kuo mnemonic" for the rapid memorization of the diagnostic criteria for Kawasaki disease

Number	Mnemonic	Clinical signs
1	"One" mouth	Diffuse mucosal inflammation with strawberry tongue and fissure lips
2	"Two" eyes	Bilateral nonpurulent conjunctivitis
3	"Three" fingers palpation of neck lymph nodes	Unilateral cervical lymphadenopathy
4	"Four" limbs – changes	Indurative angioedema over both hands and feet
5	"Five" = multiple skin rash	Dysmorphic skin rash

診斷口訣-郭氏速記法"Kuo Mnemonic"
登上國際知名期刊

Kuo et al. *J Microbiol Immunol Infect*. 2016 Feb;49(1):1-7.. (SCI IF: 2.955)

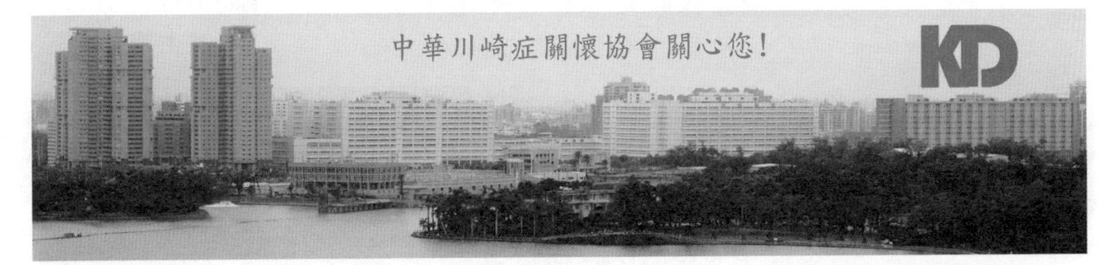

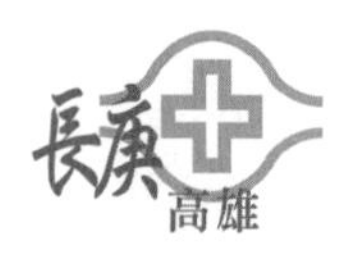

川崎症臨床表現症狀統計

高雄長庚醫院所發表之文章
被全世界兒科學 聖經級教科書
Nelson Textbook of Pediatrics 20th Edition
引用圖表

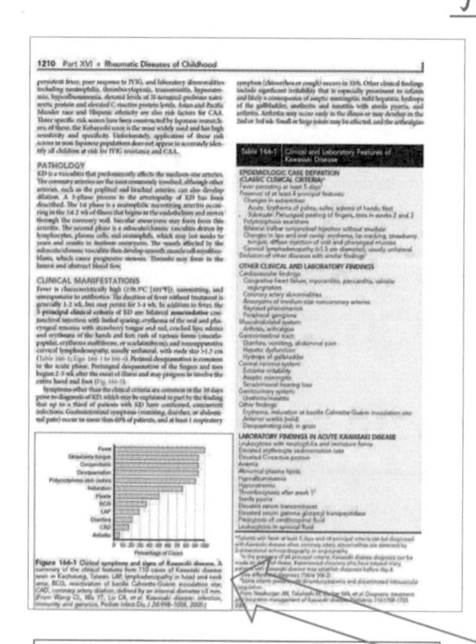

1210 Part XVI ■ Rheumatic Diseases of Childhood

PATHOLOGY

CLINICAL MANIFESTATIONS

Table 166-1 Clinical and Laboratory Features of Kawasaki Disease

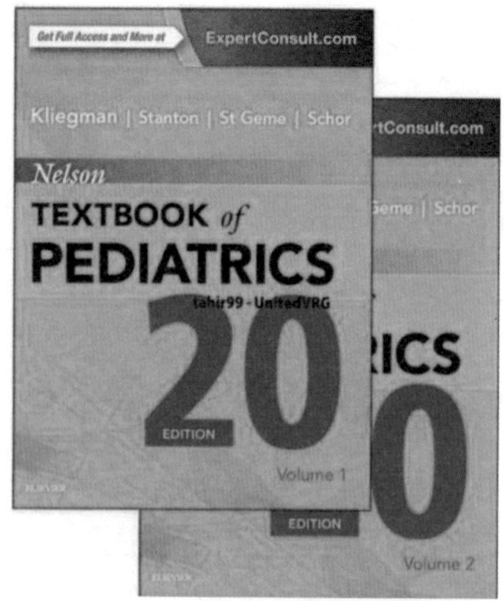

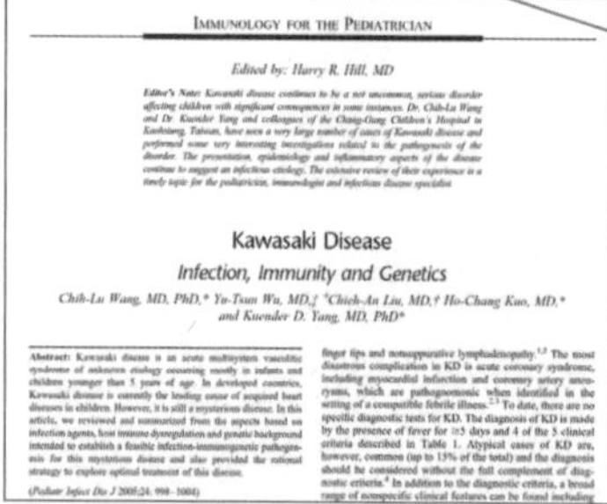

IMMUNOLOGY FOR THE PEDIATRICIAN

Edited by: Harry R. Hill, MD

Kawasaki Disease

Infection, Immunity and Genetics

Chih-Lu Wang, MD, PhD,* Yu-Tsun Wu, MD,‡ Chieh-An Liu, MD,† Ho-Chang Kuo, MD,* and Kuender D. Yang, MD, PhD*

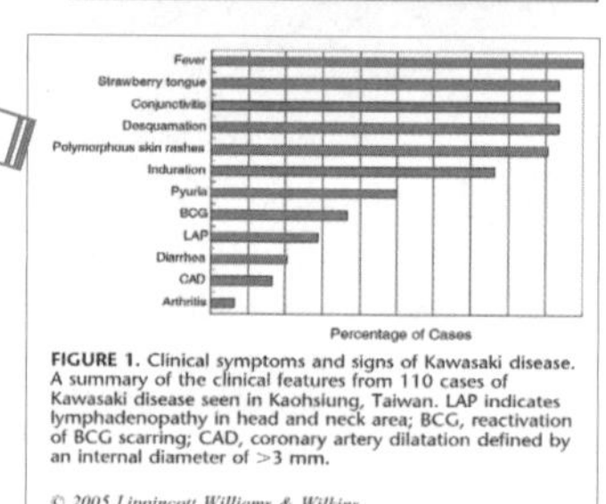

FIGURE 1. Clinical symptoms and signs of Kawasaki disease. A summary of the clinical features from 110 cases of Kawasaki disease seen in Kaohsiung, Taiwan. LAP indicates lymphadenopathy in head and neck area; BCG, reactivation of BCG scarring; CAD, coronary artery dilatation defined by an internal diameter of >3 mm.

Wang and Kuo et al. *Pediatr Infect Dis J 2005;24: 998–1004.*

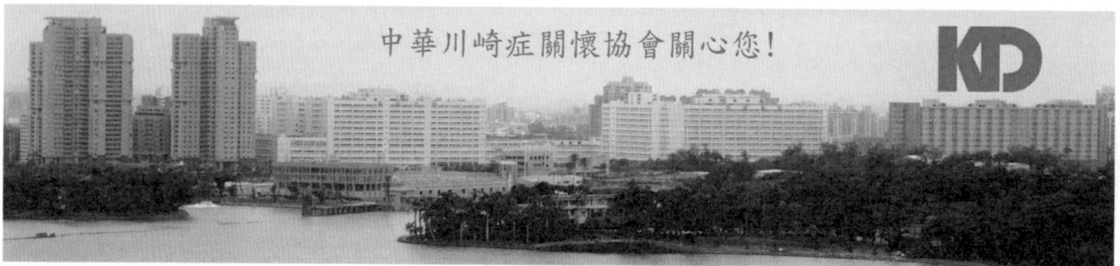

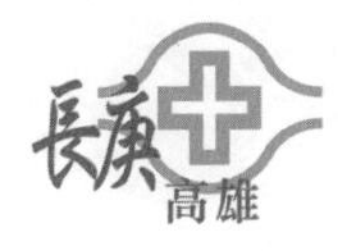

川崎症速記 1-2-3-4-5 口訣

1個嘴巴

擴散性的口腔黏膜發炎：
嘴唇乾裂、紅腫、出血、草莓舌

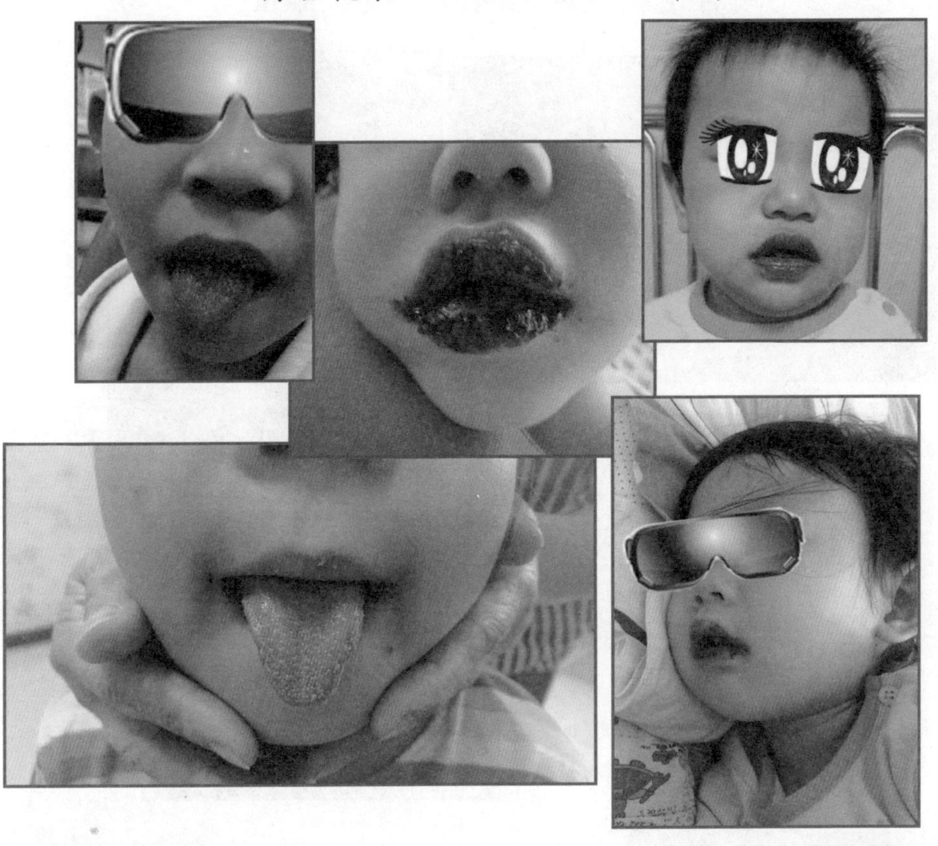

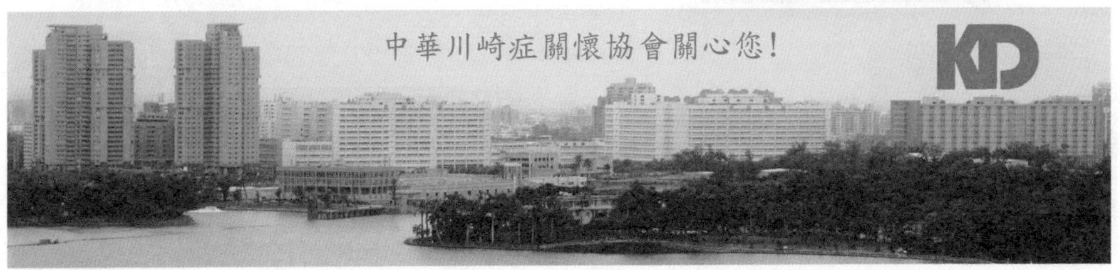

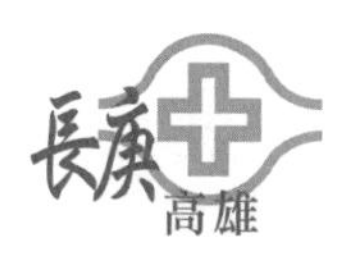

川崎症速記 1-2-3-4-5 口訣

2個紅眼睛

雙側紅眼睛，非化膿性且無疼痛
較常侵犯眼球之結膜或眼白部位

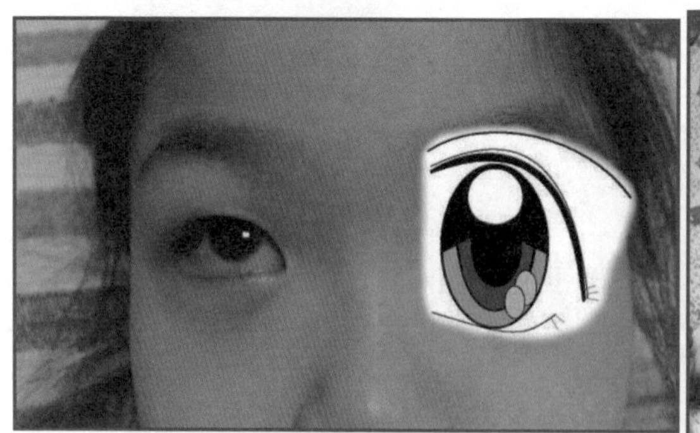

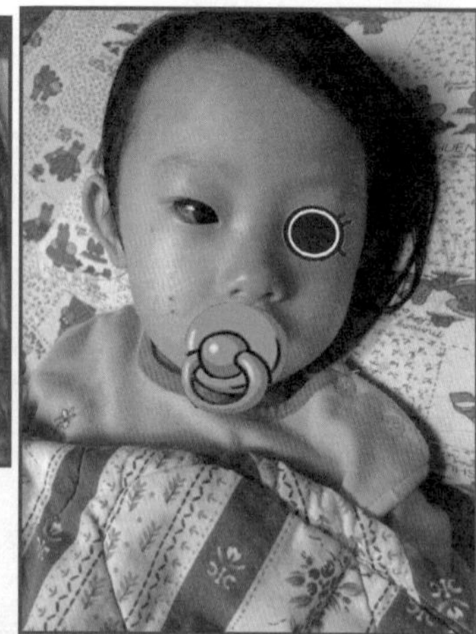

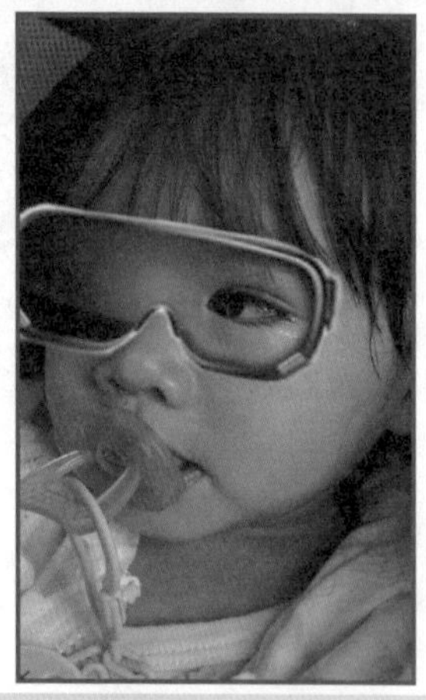

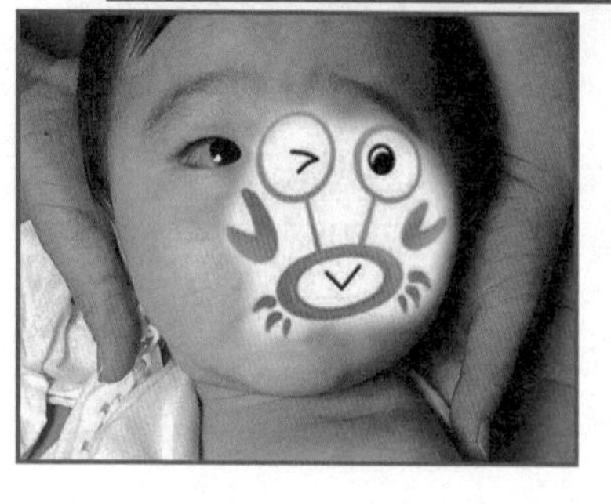

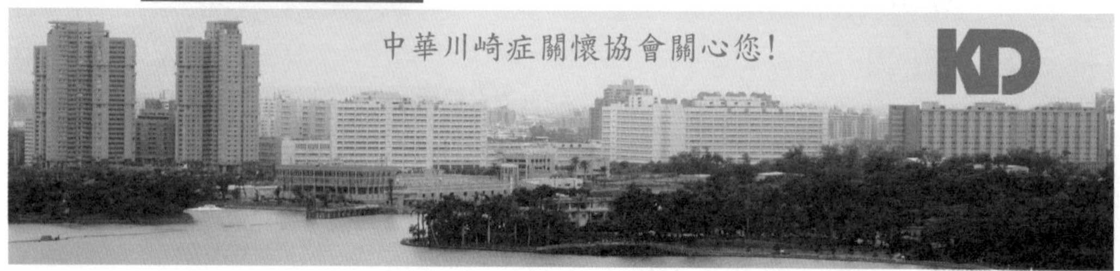

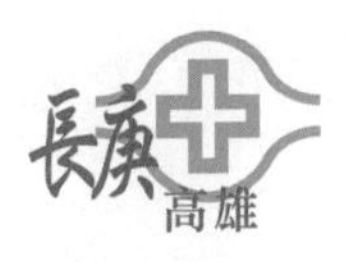

川崎症速記 1-2-3-4-5 口訣

3隻手指觸摸頸部淋巴結

頸部淋巴結腫大
（通常單側大於1.5公分，有部分病童會雙側呈現）

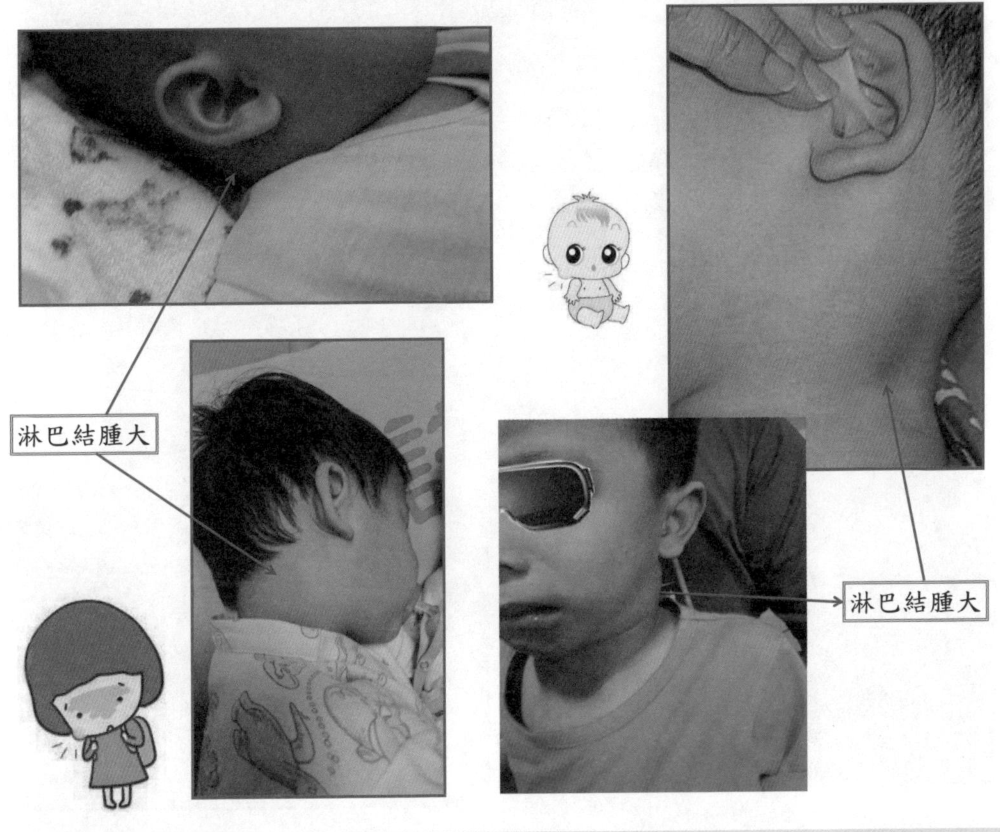

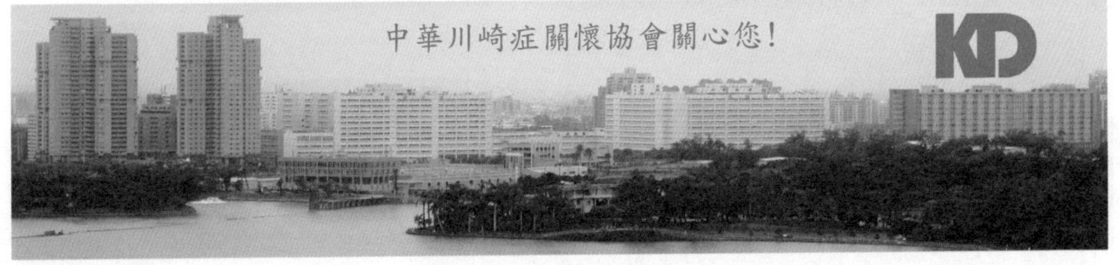

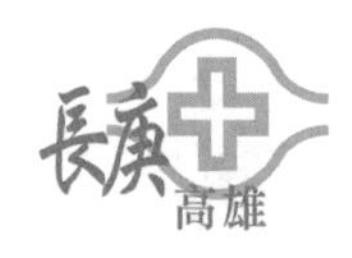

川崎症速記 1-2-3-4-5 口訣

4肢末端脫皮(復原期)

脫皮時猶如金蟬脫殼一般的脫落厚皮

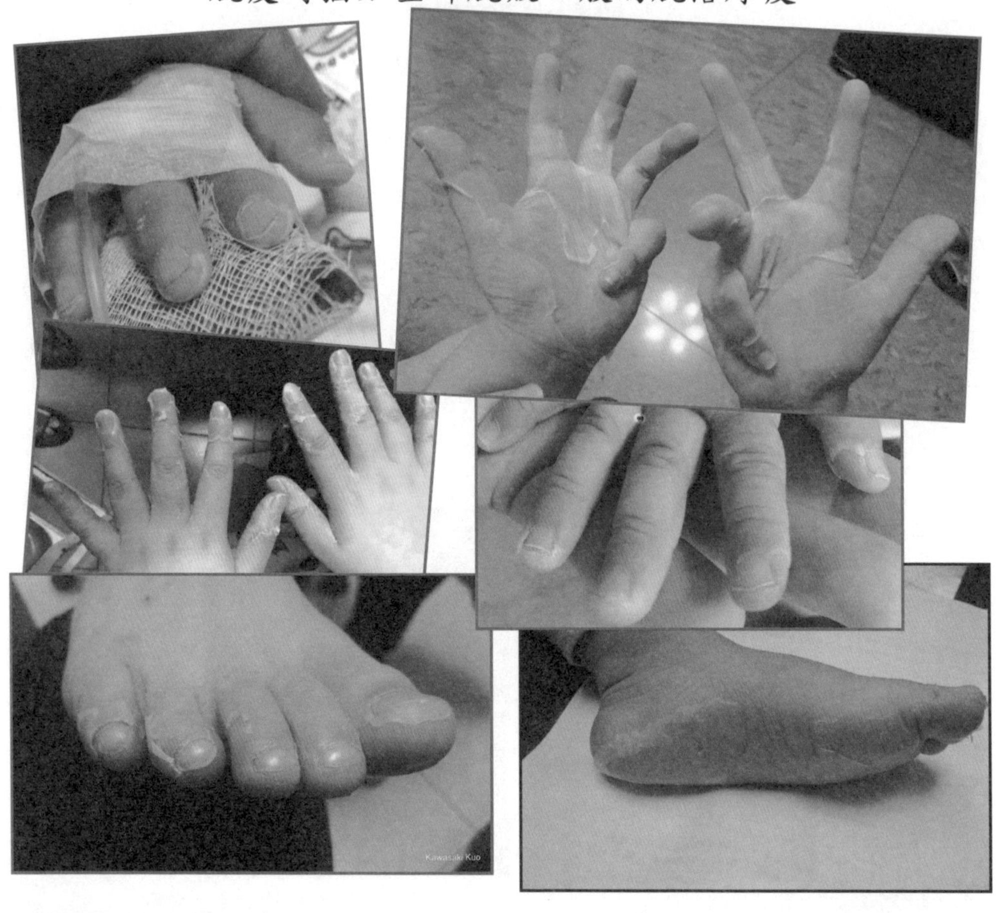

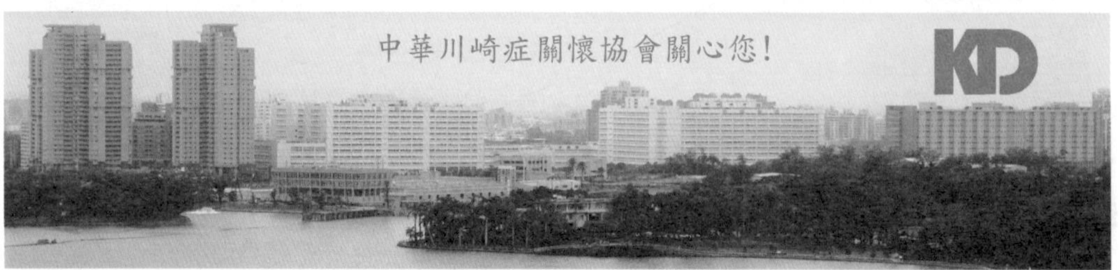

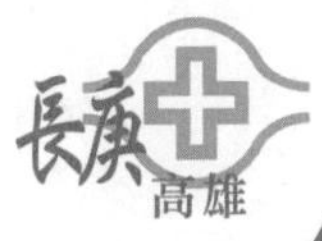

川崎症速記 1-2-3-4-5 口訣

4肢末端腫脹發紅（急性期）

四肢末端充血浮腫
發炎時就像穿上紅色的襪子和手套

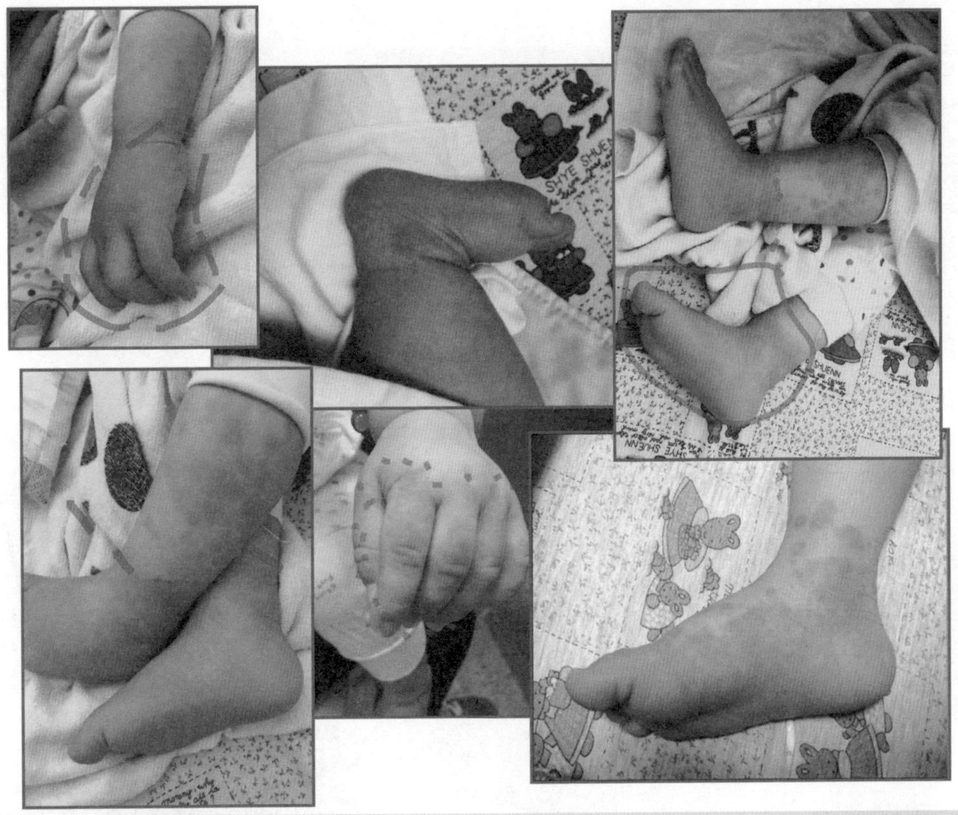

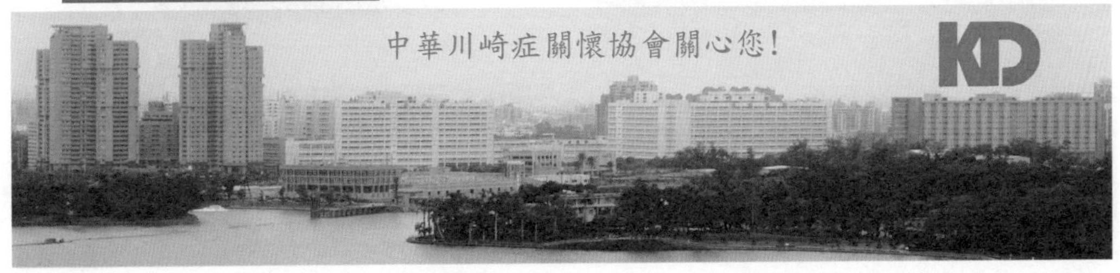

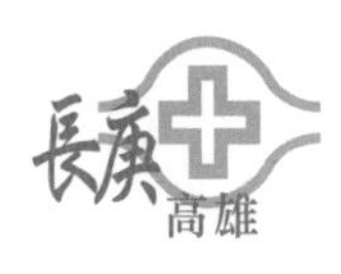

川崎症速記 1-2-3-4-5 口訣

5多型性皮疹

皮膚疹是以不同的形式出現在軀幹和四肢
任何皮膚疹都可能與川崎症有關

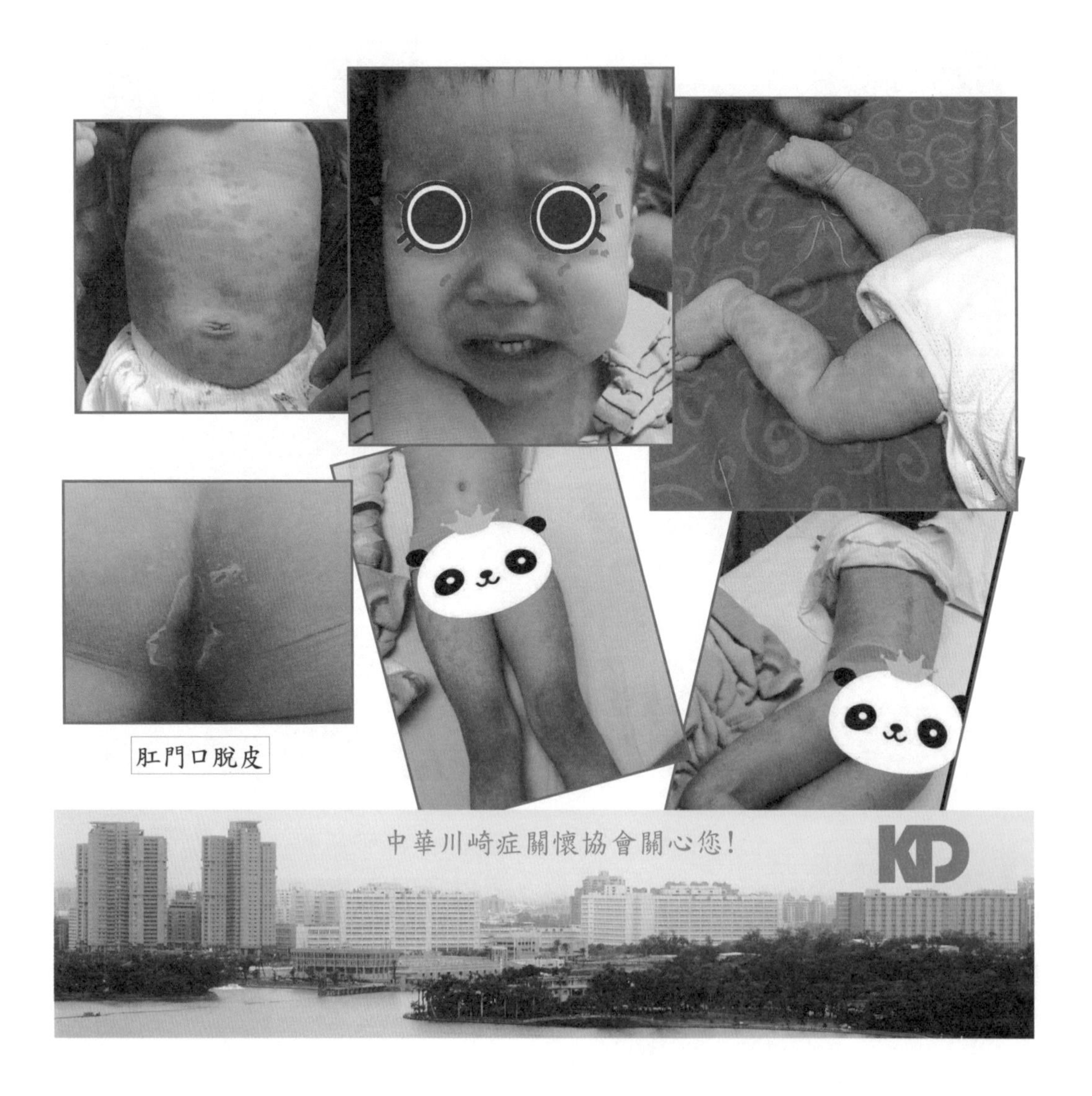

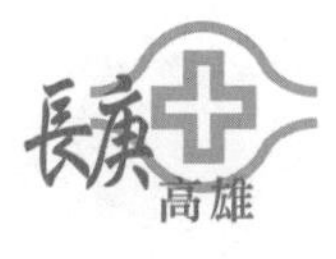

川崎症速記 1-2-3-4-5 口訣

✧ 卡介苗接種處紅腫 ✧

台灣及其他國家有全面性接種卡介苗BCG的病童身上
會有卡介苗接種處出現紅腫或潰瘍的徵狀

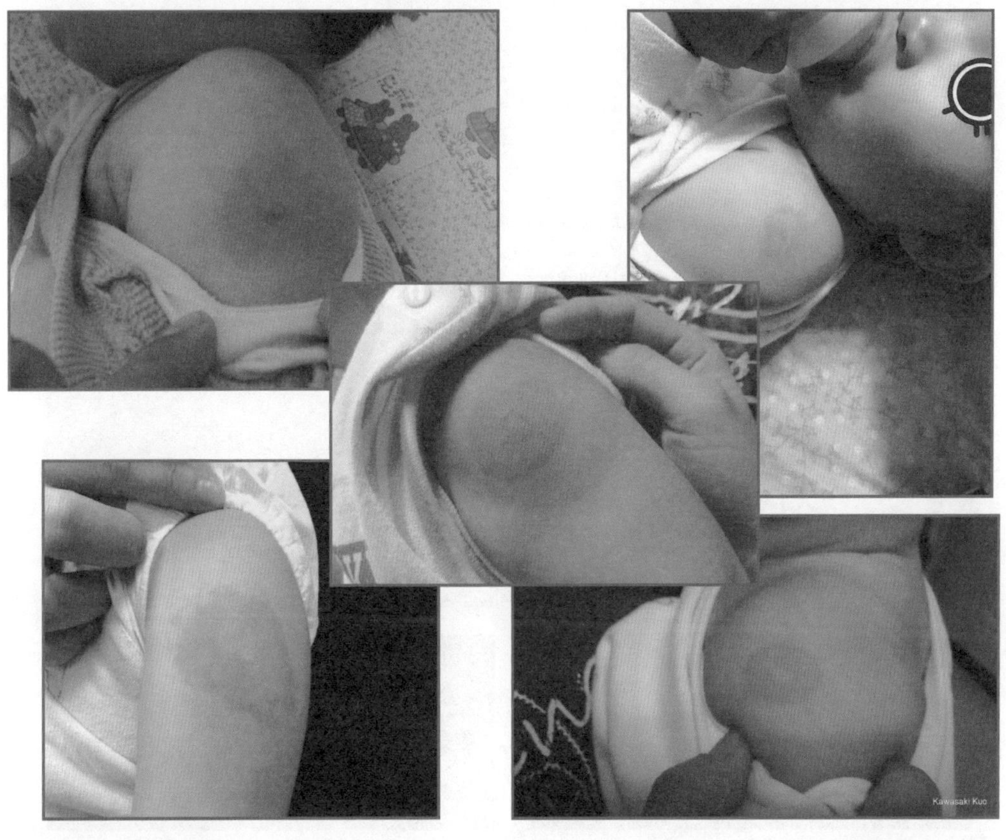

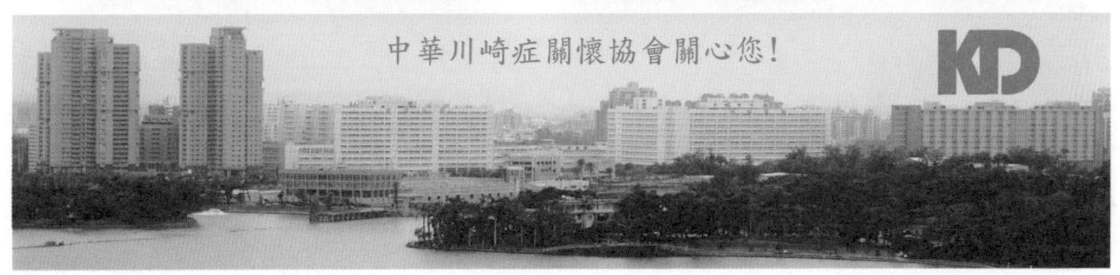

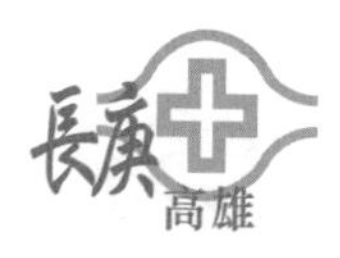

川崎症照護 全台灣最用心

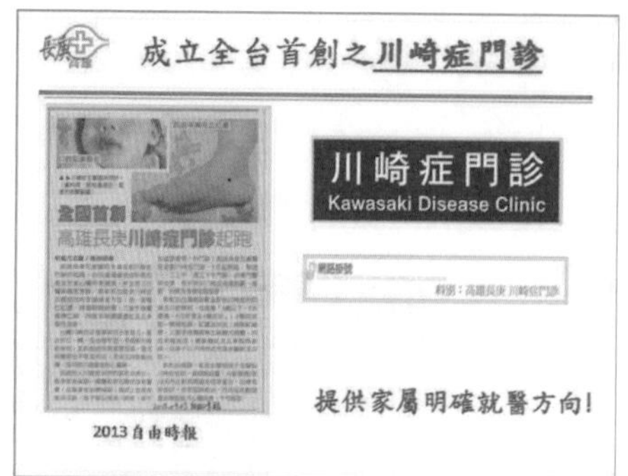

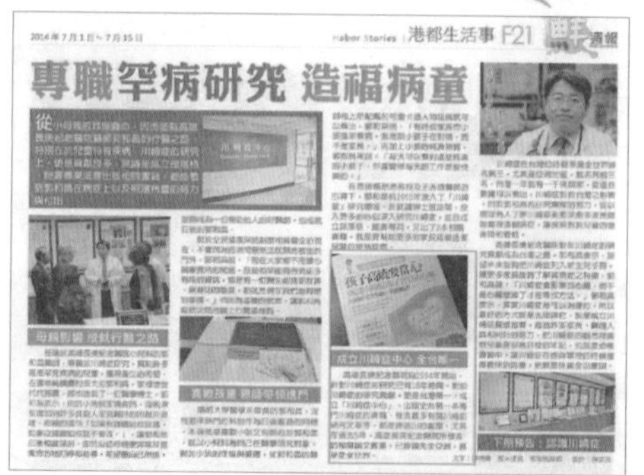

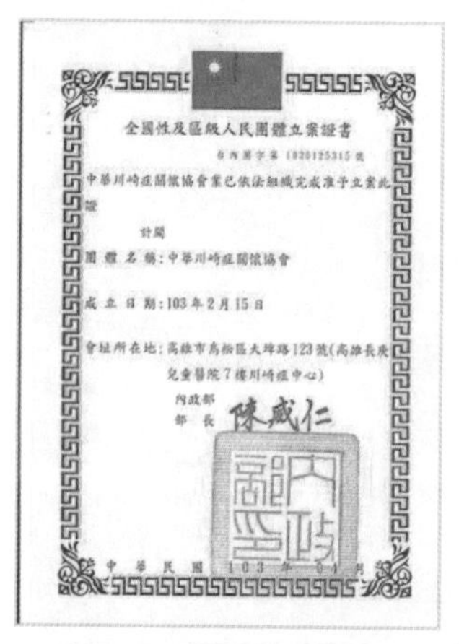
全國性及區級人民團體立案證書

台內團字第1030125315號

中華川崎症關懷協會業已依法組織完成准予立案此證

計開

團體名稱：中華川崎症關懷協會

成立日期：103年2月15日

會址所在地：高雄市鳥松區大埤路123號(高雄長庚兒童醫院7樓川崎症中心)

內政部 部長 陳威仁

中華民國 103年

全國首創：

川崎症中心

川崎症門診

川崎症關懷協會

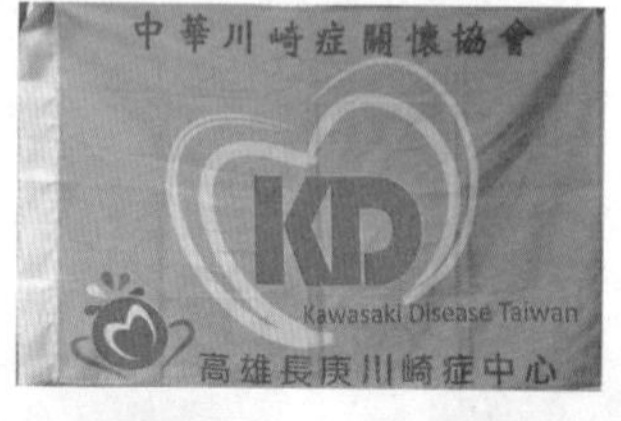

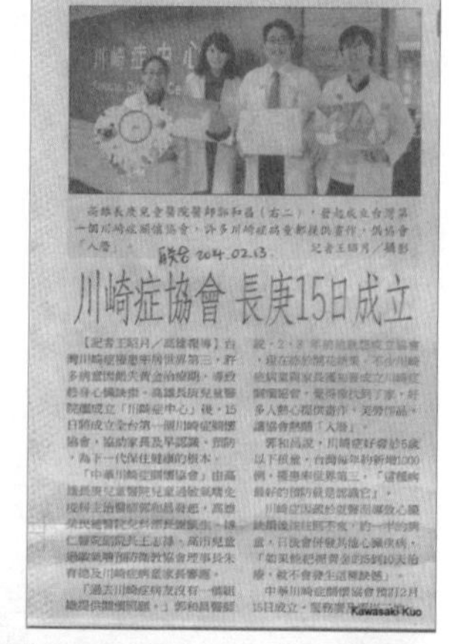

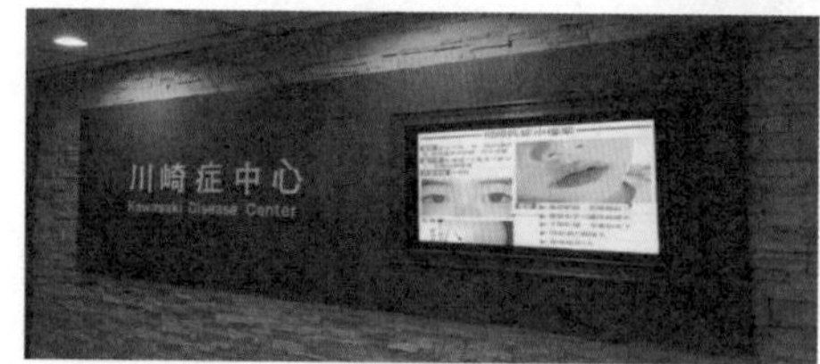

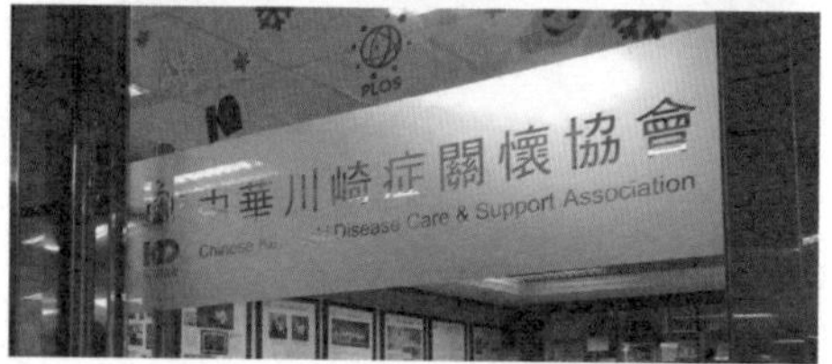

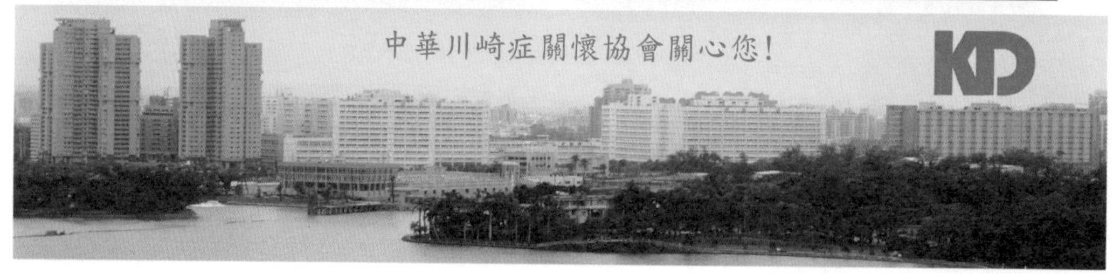

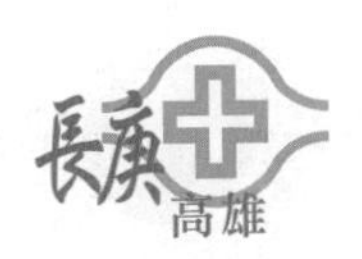

川崎症臉書粉絲團服務全球

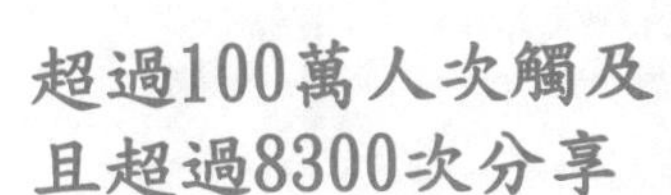

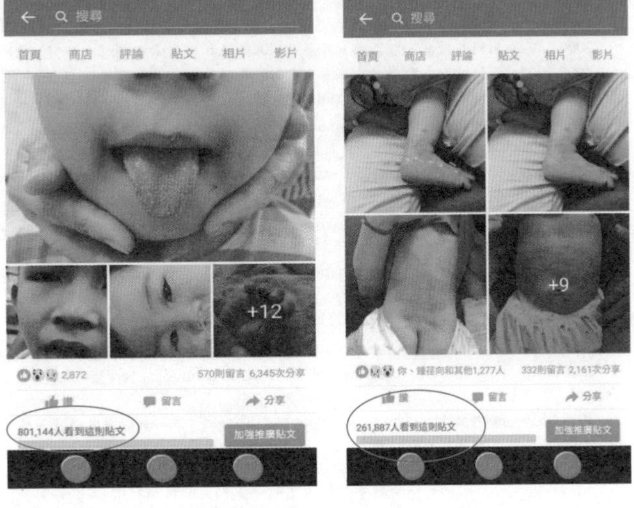

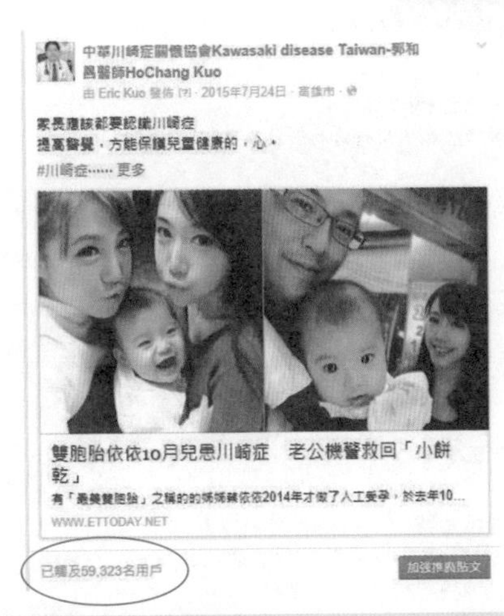

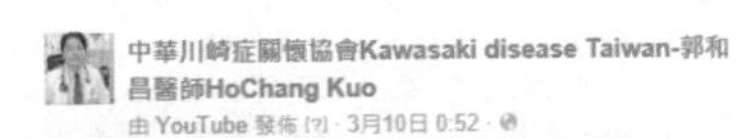

近期川崎症有多個案列
提醒家長依定要注意
發燒超過5天或是有川崎症1-2-3-4-5症狀的孩童

華視獨家，提醒家長一定要知道這個疾病，川崎症，被醫師稱為「五歲以下孩童的隱形殺手」，可怕的是，台灣每年有一千名兒童罹患川崎症，是全球好發率第三的國家，一年有三到五名幼童因此死亡，但是常常被誤診為一般小兒感冒，甚至腸病毒，錯失了治療的黃金時機，川崎症一旦發病，會攻擊兒童的心臟，甚至致死，像是知名影星，約翰屈伏塔的兒子，就是罹患川崎症猝死，家長真的要特別注意。

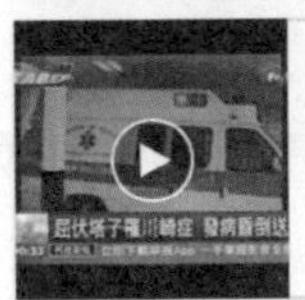

幼童殺手!川崎症誤診恐致命

華視獨家，提醒家長一定要知道這個疾病，川崎症，被醫師稱為「五歲以下孩童的隱形殺手」，可怕的是，台灣每年有一千名兒童罹患川崎症，是全球好發率第三的國家，一年有三到五名幼童因此死亡，但是常常被誤診為一般小兒感冒，甚至腸病

YOUTUBE.COM

已觸及45,527名用戶

加強推廣貼文

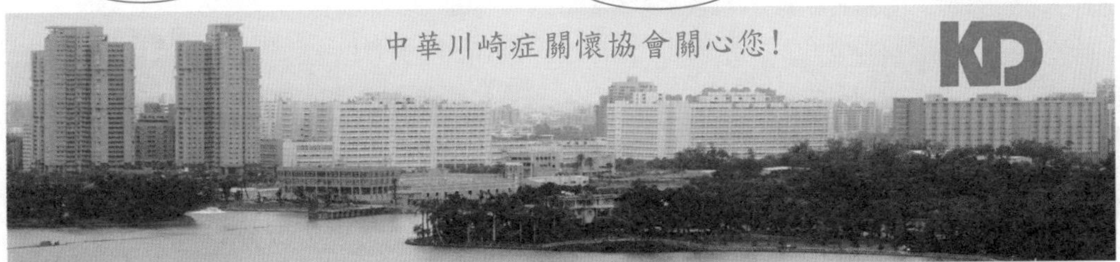

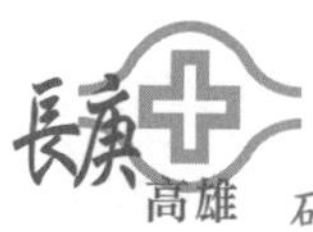

川崎症團隊研究計畫

研究是臨床醫療的根本 經驗是治療病人的累積

年度	研究計畫名稱	計畫補助單位
1999	川崎症冠狀動脈瘤與血小板活化和一氧化氮相關性之研究 (吳玉村醫師)	科技部
2000	川崎症冠狀動脈瘤與血小板CD40L表現和內皮素相關性之研究 (吳玉村醫師)	科技部
2000-2001	川崎症冠狀動脈瘤與血小板CD40L表現和內皮素相關之研究 (王志祿醫師)	科技部
2003-2005	靜脈免疫球蛋白調控CD40L及一氧化氮在治療川崎症之免疫機轉研究 (王志祿醫師)	科技部
2007-2008	The bio-markers and immunopathogenesis of coronary artery lesions on Kawasaki disease.	兒童心臟病基金會
2007-2009	The augmented *SOCS-1* expression on *TLR4* dependent pathway of Kawasaki disease.	長庚醫學研究
2008-2010	*DC-SIGN* polymorphism with coronary artery lesion in Kawasaki disease.	科技部
2011	The impact of plasma asymmetric dimethylarginine with coronary artery dilatation in Kawasaki disease.	長庚醫學研究
2011-2012	Inflammation-induced hepcidin is associated with the development of anemia in Kawasaki disease.	長庚醫學研究
2011-2012	Genetic association study of *ORAI1* polymorphism in Kawasaki disease.	長庚醫學研究
2011-2014	Impact of *IL2RA* variants on the coronary artery lesions of Kawasaki disease.	科技部
2013-2016	Epigenetic study of Kawasaki disease and coronary artery lesions.	科技部 (最高補助)
2013-2016	Epigenetic and immune response in Kawasaki disease. (傑出研究人員獎勵計畫)	長庚醫學研究
2015	**川崎症整合型計畫 (五個子計畫)** 1. 第一及第二類型T細胞基因表現與川崎症致病及預後的關聯 2. 利用功能性蛋白學分析川崎症血管發炎的相關分子 (于鴻仁醫師) 3. 川崎症血清對於淋巴細胞表現*CD40/BLK/ FCGR2A*與血管細胞發炎反應之影響與探討所扮演之角色 (郭星君教授) 4. 自體吞噬在川崎症血管炎扮演的角色 (黃福辰醫師) 5. Hepcidin在川崎病中調節貧血免疫反應導致血管損傷的角色 (黃瀛賢醫師)	長庚醫學研究
2013-2014	臺灣川崎症病童之*HAMP*及其相關調控基因之單一核甘酸多型性與川崎症的形成與貧血及狀動脈病變之關聯性 (黃瀛賢醫師)	科技部
2014-2015	Neurodevelopment and cognition in children after Kawasaki disease. (王亮人醫師)	長庚醫學研究
2016-2019	T cell receptor in Kawasaki disease. (跨院區整合型計畫)	長庚醫學研究
2015-2016	104年度兒科重難症醫療照護團隊獎勵方案-兒童心臟科之川崎症推廣及全面照護方案	衛生福利部
2016-2017	105年度兒科重難症醫療照護團隊獎勵方案-兒童心臟科之川崎症推廣及全面照護方案	衛生福利部
2015-2017	應用大腸桿菌蛋白質微陣列晶片分析川崎症之免疫機制 (傑出研究人員獎勵計畫)	長庚醫學研究
2016-2019	川崎症後對注意力的影響 (王亮人醫師)	長庚醫學研究
2016-2018	建構川崎症分子診斷方式 (李松洲博士)	長庚醫學研究
2016-2018	探討川崎症造成動脈血管鈣化之病理機制 (陳政男教授、張順福老師)	長庚醫學研究

科技部自民國81至民國104年共計通過39件川崎症相關研究計畫補助，高雄長庚團隊累積通過8件
2013-2016年之甲基化研究計畫獲科技部歷年來全台灣川崎症相關研究計畫最高補助
資料來源：http://statistics.most.gov.tw/was2/award/AsAwardMultiQuery.aspx

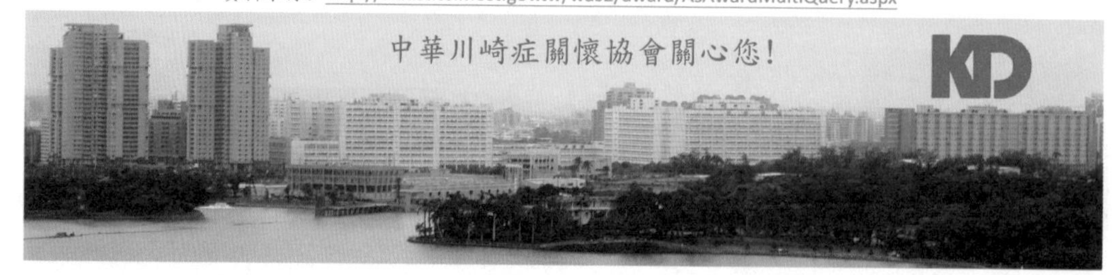

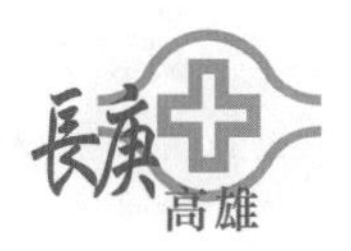

川崎症研究領先

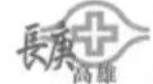

2006-至今全球川崎症論文發表統計

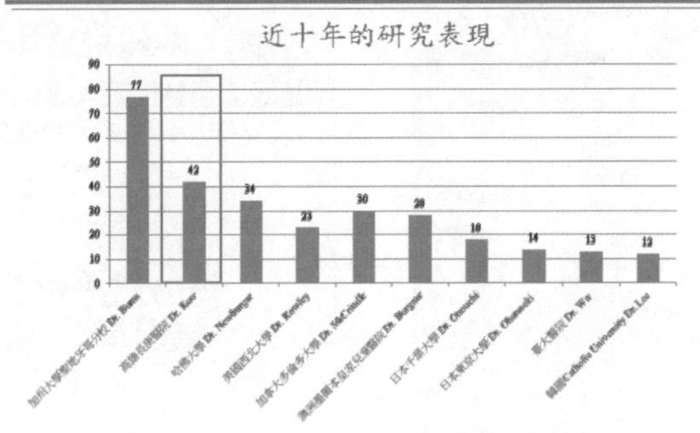

資料來源：國際客觀專家排名系統Expertscape
http://www.expertscape.com/ex/kawasaki+disease

高雄長庚團隊共有80篇文章發表

(全台累積發表文章總計227篇)

- -*Nature Genetics* (SCI IF: 31.616)
- -*Circulation* (15.073)
- -*J Allergy Clin Immunol* (12.485)
- -*Circulation Research* (11.551)
- -*Arthritis & Rheumatology* (8.955)
- -*Allergy* (6.335)
- -*Medicine* (5.723)
- -*Pediatrics* (5.473)
- -*J Pediatri* (4.122)
- -*PlosOne* (3.057) : 10+篇
- -SCI invited review: 3 篇
- -Textbook chapters: 3 章

(Springer, Nova, InTech)

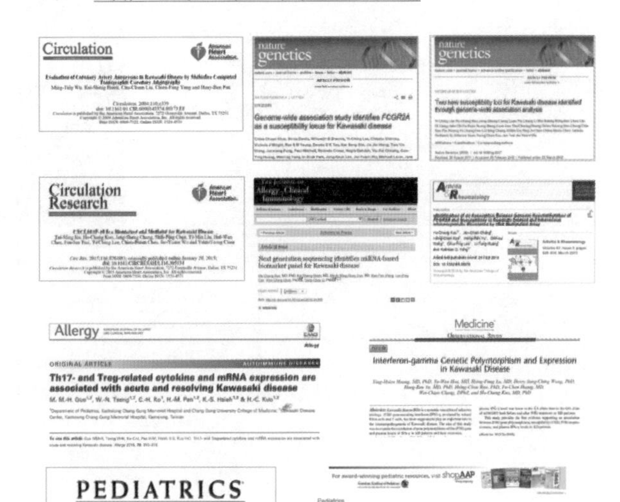

資料來源PubMed 2016/05

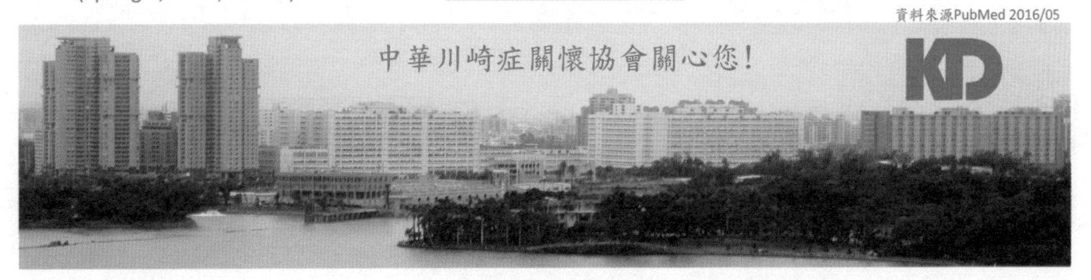

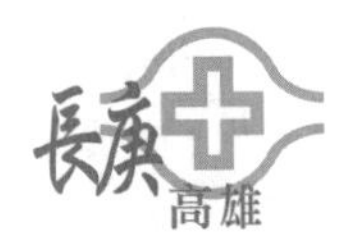

川崎症照護
唯一榮獲國家級雙認證

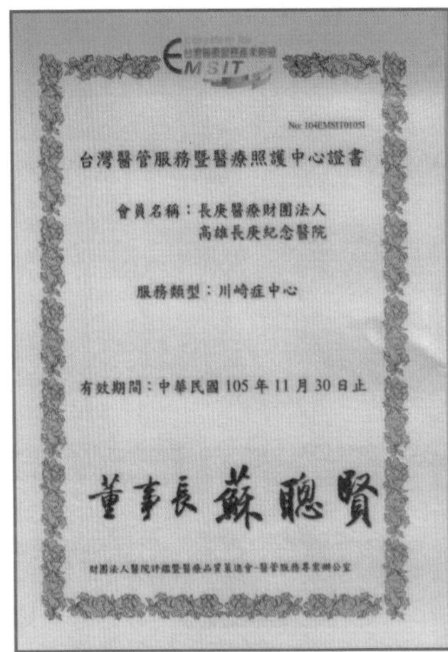

台灣醫管服務暨醫療照護中心證書

會員名稱：長庚醫療財團法人
高雄長庚紀念醫院

服務類型：川崎症中心

有效期間：中華民國 105 年 11 月 30 日止

董事長 蘇聰賢

財團法人醫院評鑑暨醫療品質策進會-醫管服務專案辦公室

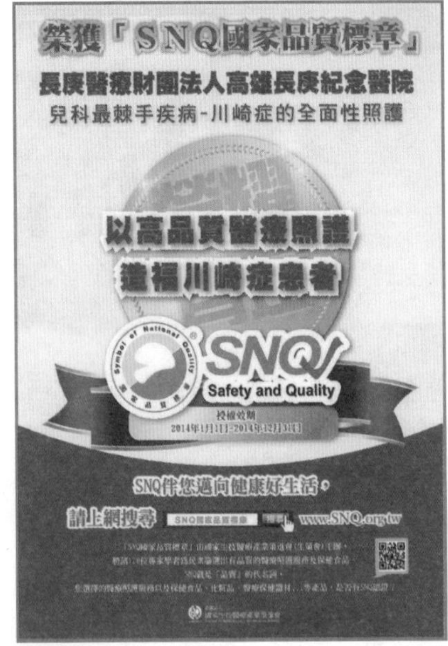

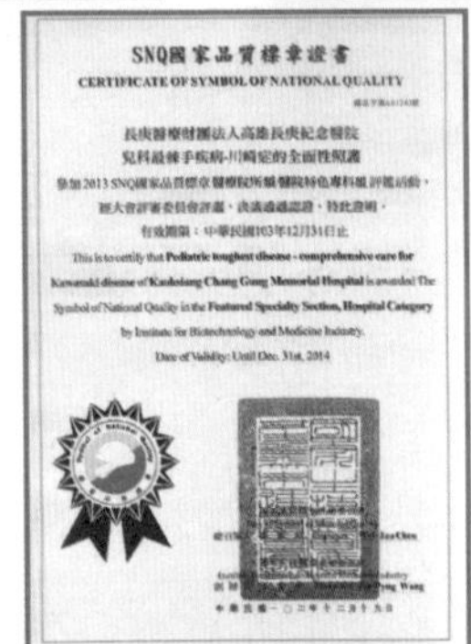

SNQ國家品質標章證書

CERTIFICATE OF SYMBOL OF NATIONAL QUALITY

長庚醫療財團法人高雄長庚紀念醫院
兒科最棘手疾病-川崎症的全面性照護

參加2013 SNQ國家品質標章醫療院所類-醫院特色專科組評選活動，
經大會評審委員會評審，決議通過認證，特此證明。
有效期限：中華民國103年12月31日止

This is to certify that Pediatric toughest disease - comprehensive care for Kawasaki disease of Kaohsiung Chang Gung Memorial Hospital is awarded The Symbol of National Quality in the Featured Specialty Section, Hospital Category by Institute for Biotechnology and Medicine Industry.

Date of Validity: Until Dec. 31st, 2014

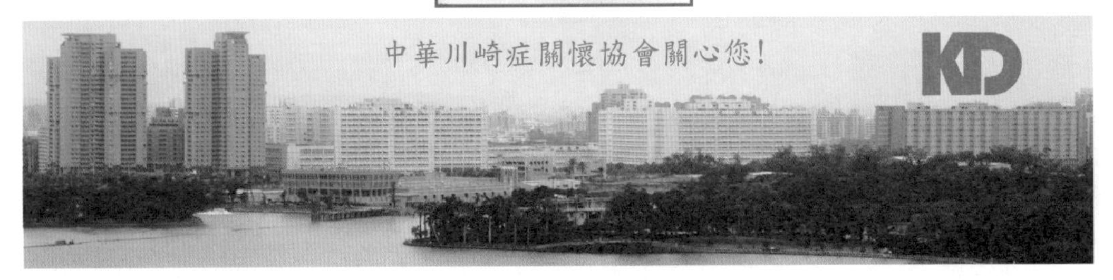

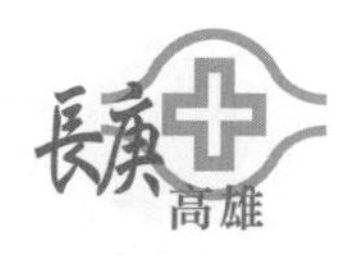

全亞洲排名第一
川崎症團隊

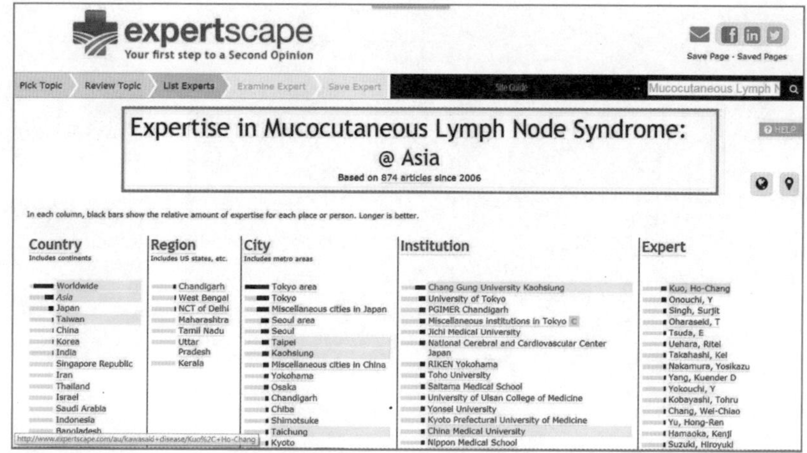

http://www.expertscape.com/ex/kawasaki+disease/c/asi
全球客觀專家排名系統expertscape
評估2006-2016年十年之間
評定”高雄長庚”為<u>全亞洲排名第一之川崎症專家單位</u>

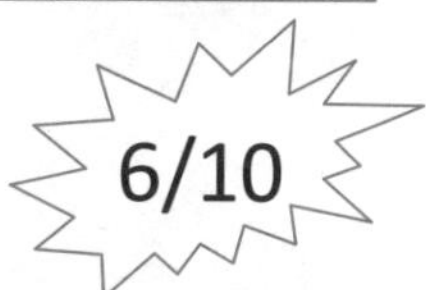

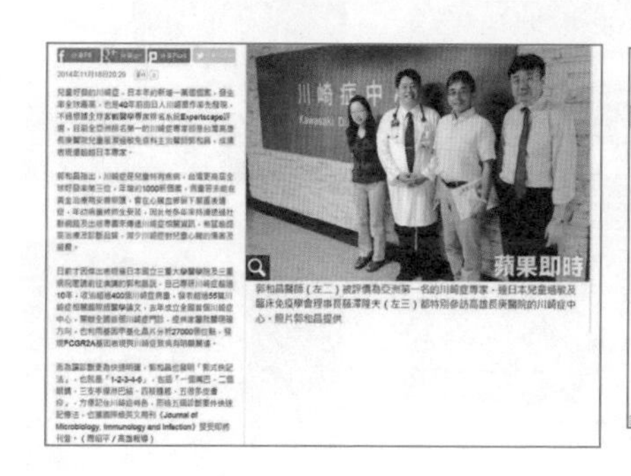

郭和昌醫師（左二）被評價為亞洲第一名的川崎症專家，替日本兒童領導及醫床免疫學會理事長鈴澤隆夫（左三）都特別參訪高雄長庚醫院的川崎症中心。照片郭和昌提供

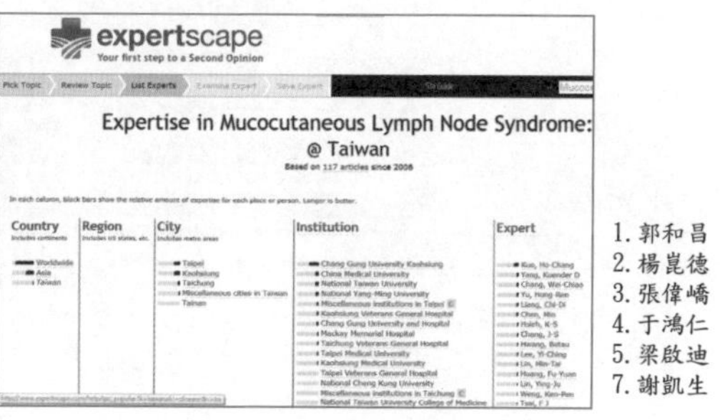

1. 郭和昌
2. 楊崑德
3. 張偉嶠
4. 于鴻仁
5. 梁啟迪
7. 謝凱生

全台灣排名前十名之川崎症專家
有六名來自高雄長庚川崎症團隊

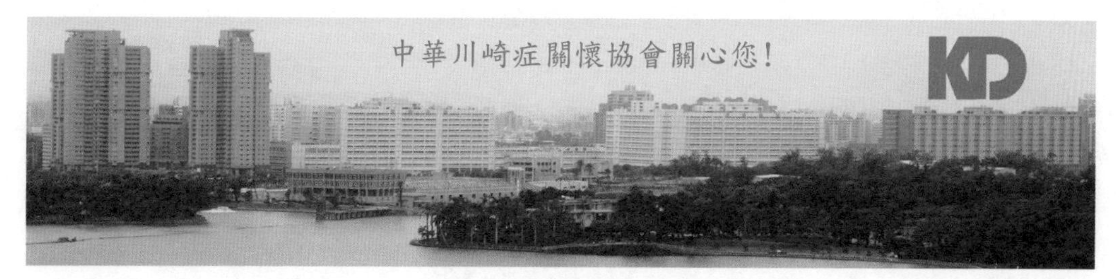

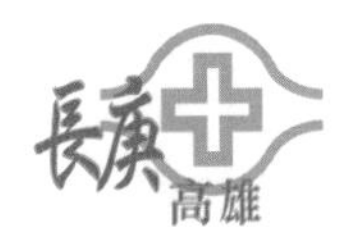

台灣第一次川崎症高峰會

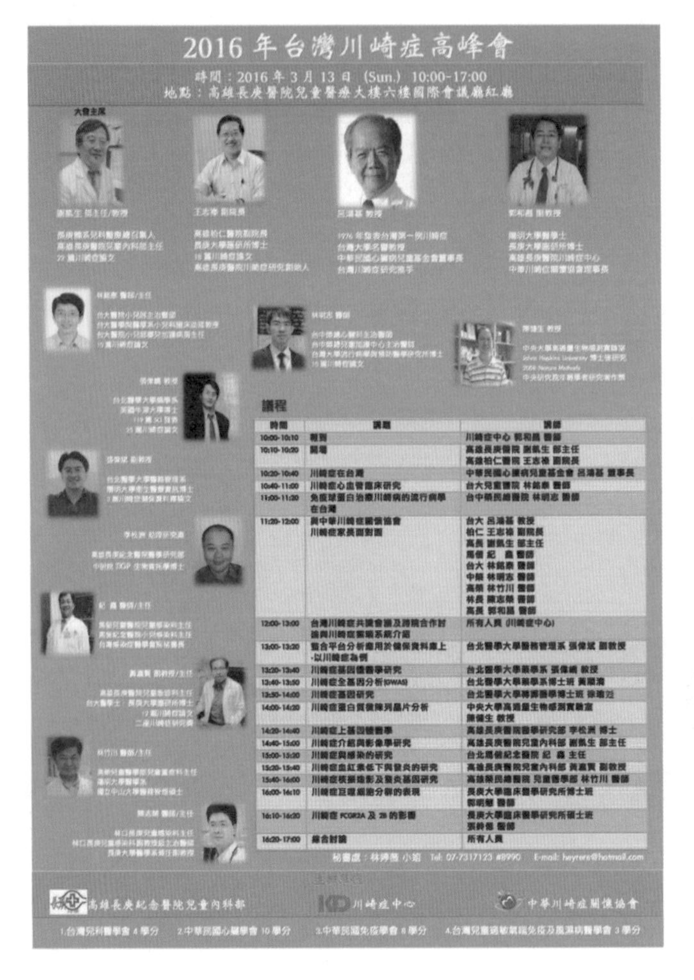

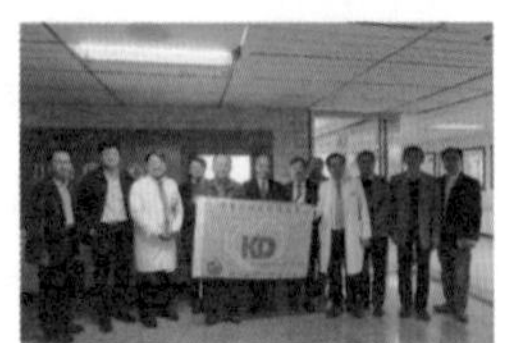

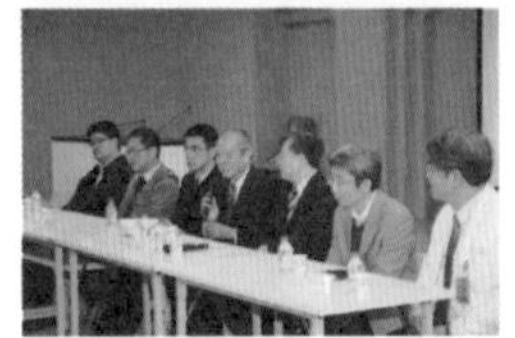

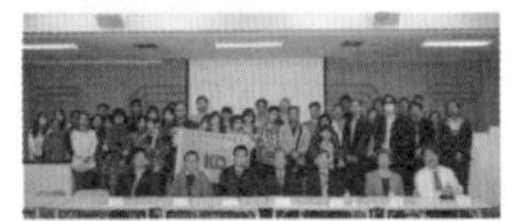

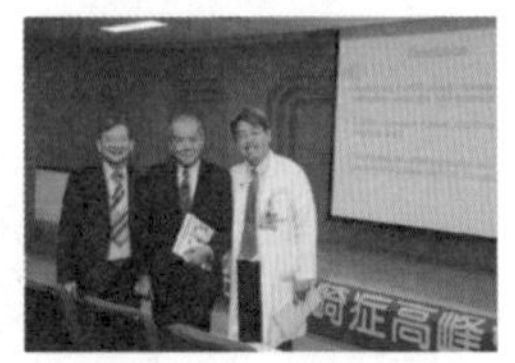

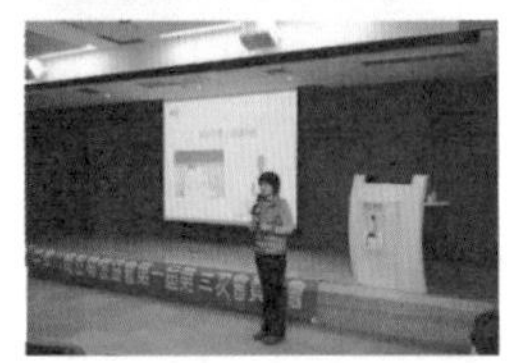

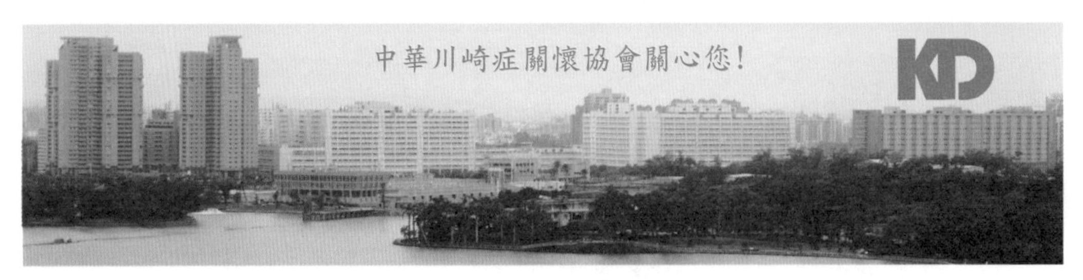

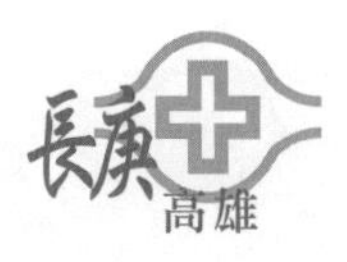

川崎症研究國內外獲獎

2005-2007	中央研究院-醫師研究員獎
2007	長庚醫療財團法人-年度住院醫師優良論文獎
2008	台灣兒童過敏氣喘免疫及風濕病醫學會-雀巢優秀論文獎
2009	中華民國免疫學會-劉文章優秀論文獎
2011	Pediatric Academic Societies and Asian Society for Pediatric Research Joint meeting, Denver, Colorado, USA. **(ASPR BEST RESEARCH AWARD) 美國丹佛**
2011	台灣兒童過敏氣喘免疫及風濕病醫學會 -大塚呼吸優秀論文獎
2012	The 8th Congress of Asian Society for Pediatric Research (ASPR), Seoul, Korea. **Young Investigators Award (YIA). (同年度榮獲三項大獎)** (黃瀛賢醫師+郭和昌醫師) **韓國首爾**
2012-2015	科技部補助大專校院獎勵特殊優秀人才獎勵
2012	台灣兒童過敏氣喘免疫及風濕病醫學會-雀巢優秀論文獎
2012	台灣兒科醫學會-第七屆亞洲兒科研究學會與美國兒科學會聯合會優秀摘要獎
2012	中華民國免疫學會-劉文章優秀論文獎
2013	**科技部-吳大猷先生紀念獎**
2013	**American Academy of Allergy Asthma and Immunology (AAAAI) International Young Investigator Award. (全亞太地區僅一個獲獎) 美國德州聖安東尼奧**
2013	救國團-青年獎章
2013	台灣兒童過敏氣喘免疫及風濕病醫學會 -默沙東優秀論文獎
2013	中華民國免疫學會-沈水德翁文教基金會學術論文獎
2013	**SNQ國家生技獎-國家品質標章-川崎症團隊**
2014	The 10th Congress of Asian Society for Pediatric Research/Pediatric Academic Societies, Vancouver, Canada. Best Research Award. **加拿大溫哥華**
2014	European Academy of Allergy and Clinical Immunology (EAACI) 2014 Annual Congress, Abstract Prize Award winner, Copenhagen, Denmark. (郭明慧醫師) **丹麥哥本哈根**
2014	長庚體系-王永在董事長頒發"研究傑出貢獻卓越" 金牌
2014	台灣兒科醫學會-年度高度引用優秀論文獎**首獎** (謝凱生教授)
2014	台灣兒科醫學會-年輕研究者獎 (黃瀛賢醫師)
2015	台灣兒童過敏氣喘免疫及風濕病醫學會 -大塚呼吸優秀論文獎
2015	財團法人風濕病基金會台灣抗風濕病聯盟 -宋欽章先生紀念獎
2015	長庚醫療財團法人年度住院醫師優良論文獎 (郭明慧醫師)
2015	台灣兒科醫學會-第十一屆亞洲兒科研究學會與美國兒科學會聯合會優秀摘要獎
2015	財團法人陳炯霖小兒科研究獎學金基金會 -年輕醫師優秀論文獎
2015	台灣兒科醫學會-年輕研究者獎 (郭明慧醫師)

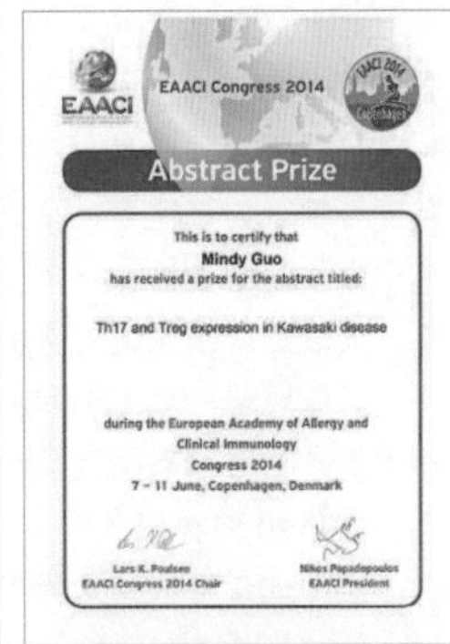

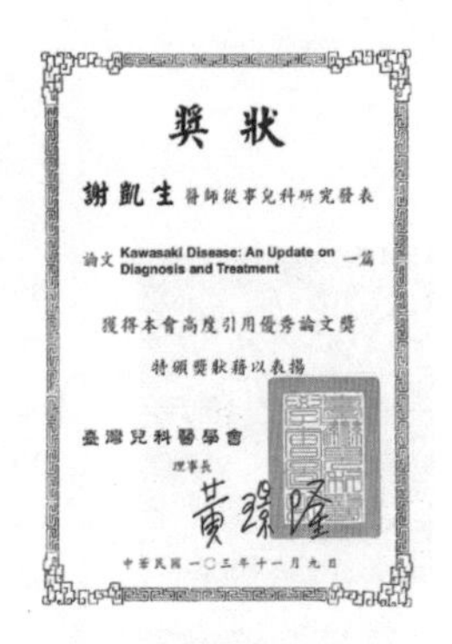

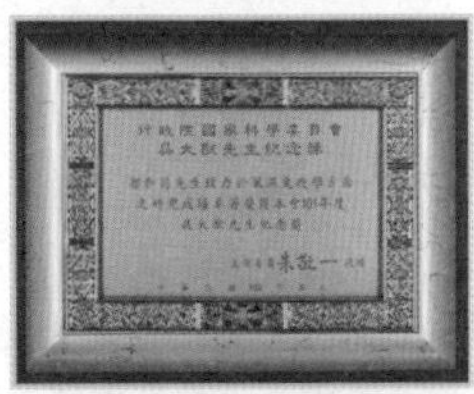

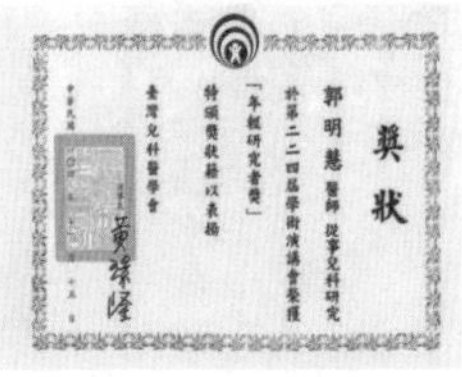

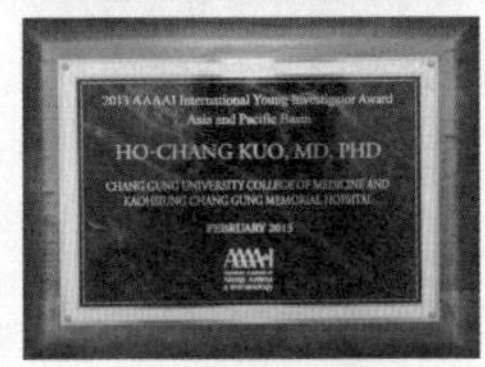

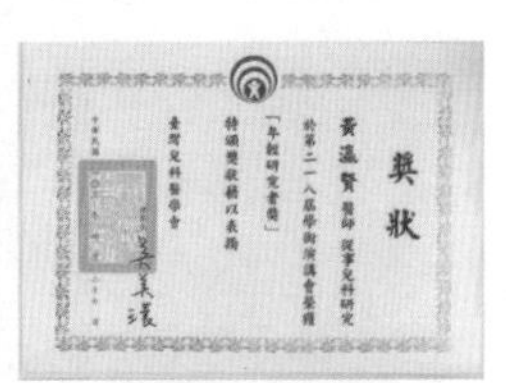

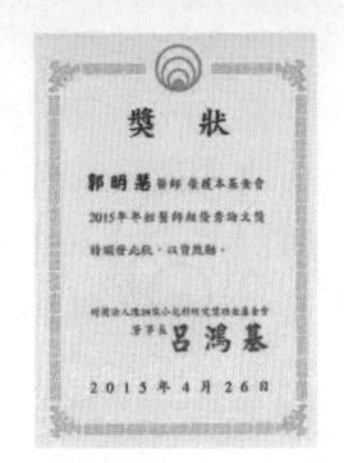

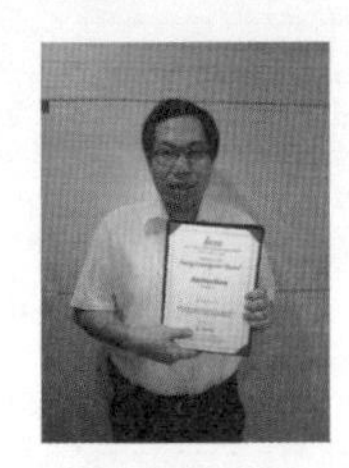

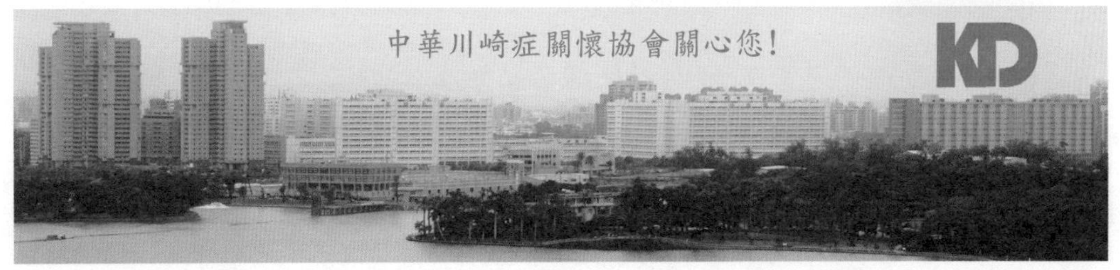

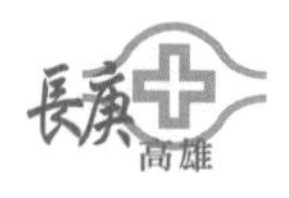
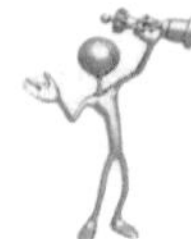

川 崎 症 記 事

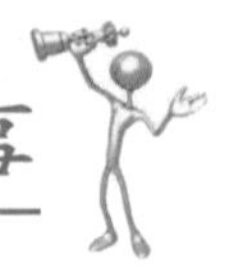

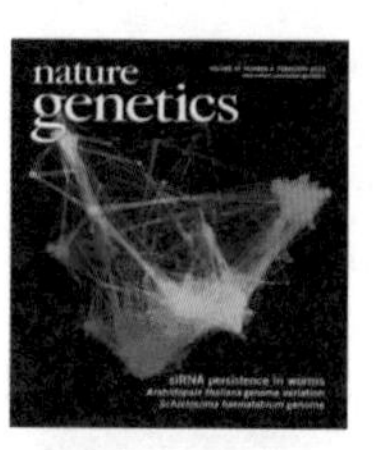
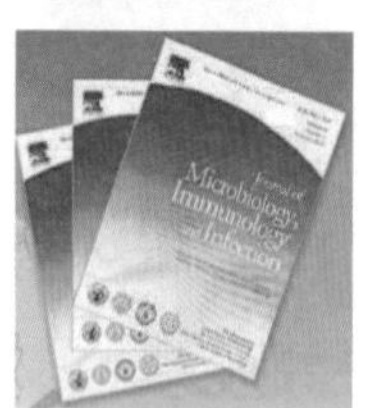

川崎症紀事	
1967 年	日本醫師川崎富作醫師首次提出 50 個個案報告於日文雜誌
1974 年	川崎富作醫師提出報告於美國兒科學雜誌 (Pediatrics)
1976 年	台灣台大醫院呂鴻基教授提出國內首例報告
1983 年	日本開始使用免疫球蛋白（IVIG）治療川崎症，大大降低心血管後遺症
1991 年	美國發現單次高劑量免疫球蛋白治療效果最佳 （NEJM）
1995 年	梁啟迪醫師發表高雄長庚醫院首篇川崎症個案報告於國際期刊
2002 年	王志祿醫師與楊崑德教授發表高雄長庚醫院首篇川崎症研究於兒科頂尖雜誌 Journal of Pediatrics
2003 年	王志祿醫師與楊崑德教授發表川崎症研究 CD40L 於兒科學領導雜誌 Pediatrics
2011 年	出版第一本川崎症專書-兒童發燒五天竟導致心臟病-不可不知的川崎症
2011 年	台灣參與世界性川崎症研究發表論文於"自然遺傳期刊"
2012 年	台灣自行完成川崎症基因研究再次刊登於"自然遺傳期刊"
2012 年	完成川崎症英文教科書章節 ISBN 980-953-307-029-7
2013 年	高雄長庚成立首創之"川崎症門診"
2013 年	高雄長庚成立台灣第一個"川崎症中心" Kawasaki Disease Center
2014 年	高雄長庚成立台灣第一個"中華川崎症關懷協會"
2014 年	高雄長庚川崎症照護，領先全台第一個榮獲國家醫療品質 SNQ 認證
2014 年	高雄長庚為國際客觀專家排系統 Expertscape 評定為亞洲第一之專家單位
2014 年	高雄長庚發明全球首創之川崎症診斷口訣登上國際期刊 （JMII）
2015 年	高雄長庚醫院川崎症中心領先全台，榮獲台灣醫管服務暨醫療服務中心認證，成為首個國家級雙認證川崎症中心
2015 年	高雄長庚醫院所發表之文章被全世界兒科學經級教科書 Nelson Textbook of Pediatrics 20th Edition 引用
2016 年	高雄長庚舉辦第一次台灣川崎症高峰會
2016 年	高雄長庚成立川崎症專責病房

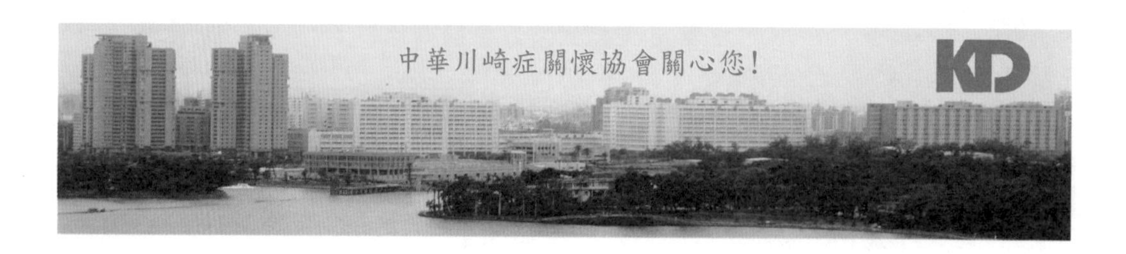

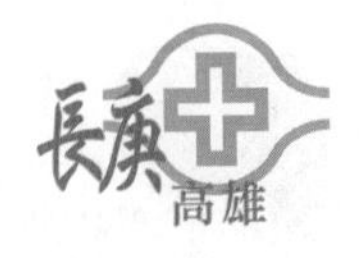

川崎症相關報導

川崎症相關新聞報導整理	
2010/06	中國時報（傳遞川崎症訊息）
2011/04	中國時報（春夏之際 川崎症攪局）
2011/04	自由時報（確診病例增 川崎症好發期 兒童小心）
2012/06	自由時報（熱血仁醫 醫網 無遠弗屆）
2012/09	聯合報（錯失治療期 心臟血管腫五倍大）
2012/12	中國時報（獲美學會AAAAI頒獎 台灣首位醫師）
2013/02	中國時報（Yeter 一封電郵 牽起跨國合作）
2013/03	蘋果日報（發表30篇論文 冠全國）
2013/04	蘋果日報（發燒五天 長疹 嬰罹川崎症）
2013/05	中國時報（兒童常見川崎症 醫籲重視）
2013/05	自由時報（兒醫發起 川崎症納健康手冊）
2013/09	自由時報（全台首創 川崎症門診）
2014/02	聯合報（川崎症協會 高雄長庚成立）
2014/07	鮮週報（專職罕病研究 造福病童）
2014/08	鮮週報（最棘手兒科疾病 川崎症）
2014/11	蘋果即時新聞（亞洲最強川崎症專家 在高雄）
2014/11	聯合報（川崎症剋星 亞洲第一）
2015/02	華視新聞（6月女罹川崎症 反覆求醫確診）
2015/05	奇摩新聞（五歲以下、發燒五天以上注意~傷「心」的川崎症好發季來了
2015/05	中國時報（紅腫當乳暈 臉友檢舉醫師露點）
2016/03	中國時報（川崎症好發期 今年提早報到）

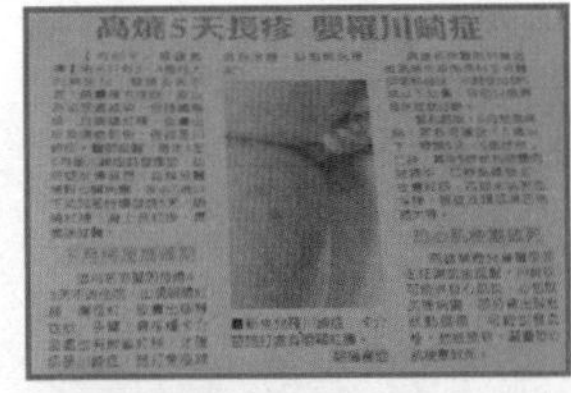
高燒5天長疹 嬰罹川崎症

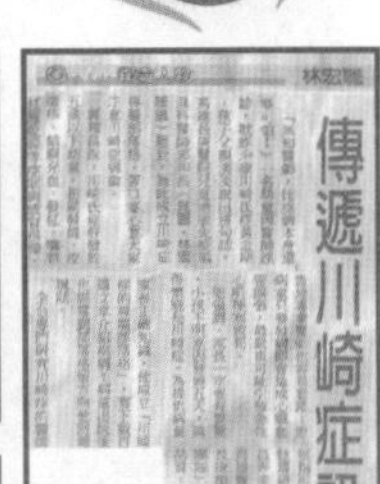
傳遞川崎症訊息

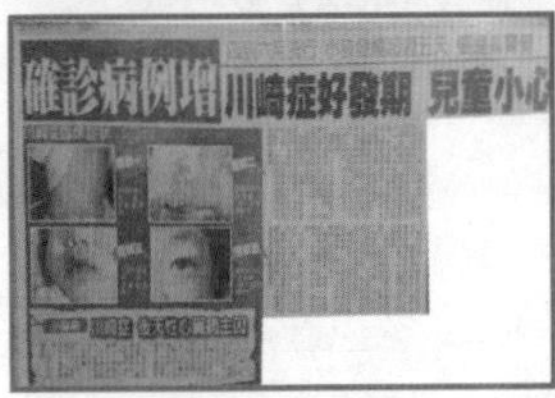
確診病例增 川崎症好發期 兒童小心

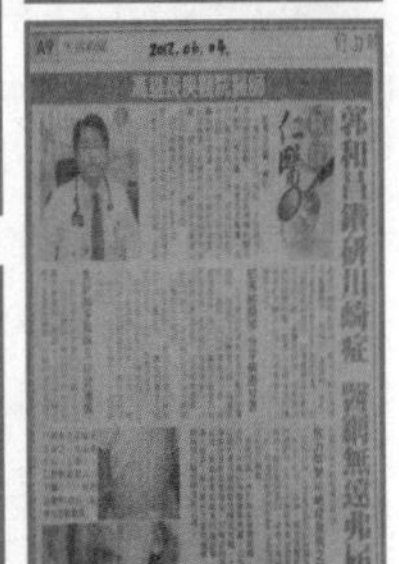
郭和昌鑽研川崎症 醫網無遠弗屆

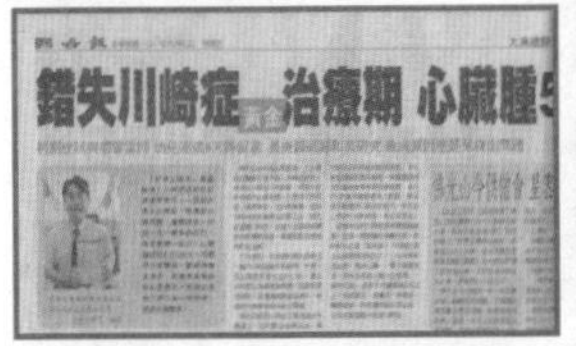
錯失川崎症 治療期 心臟腫5

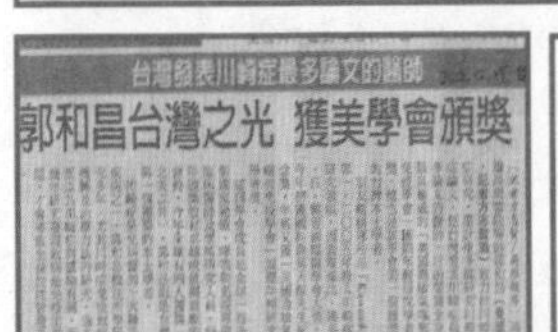
台灣發表川崎症最多論文的醫師

郭和昌台灣之光 獲美學會頒獎

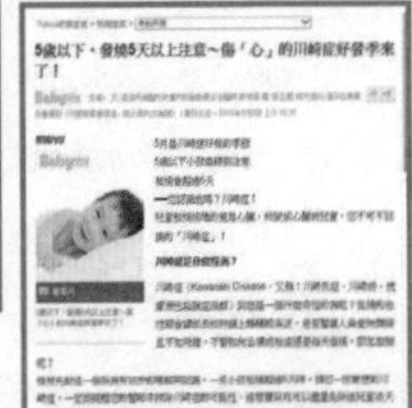
5歲以下、發燒5天以上注意~傷「心」的川崎症好發季來了!

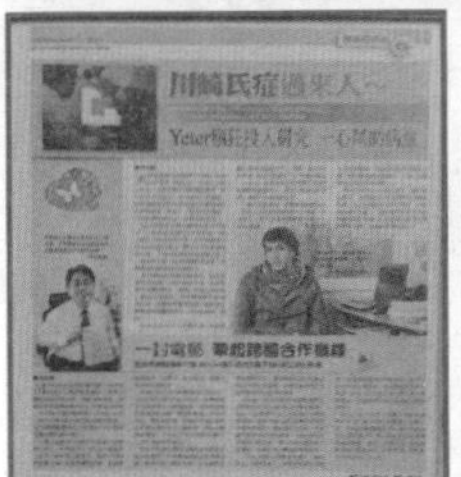
川崎氏症過來人~

一封電郵 牽起跨國合作

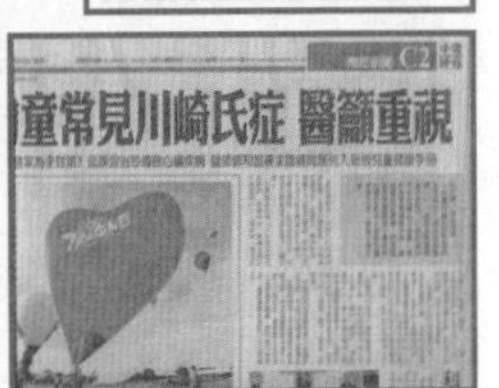
童常見川崎氏症 醫籲重視

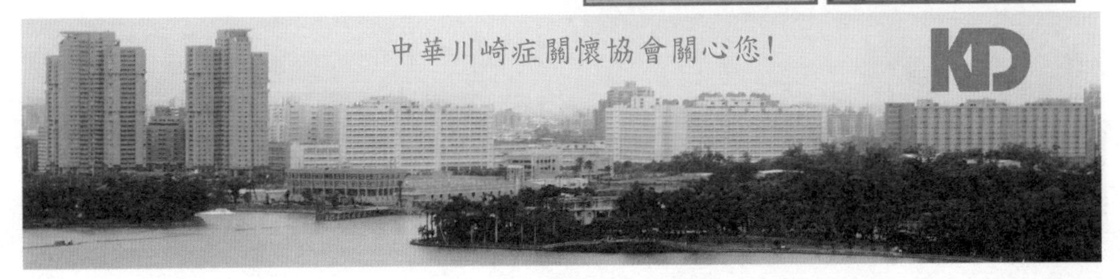

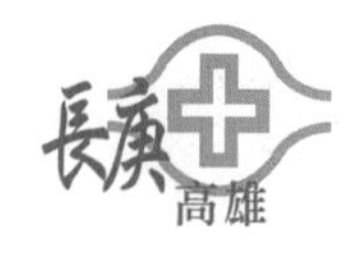

川 崎 症 相 關 報 導

川崎症相關新聞報導整理	
2010/06	中國時報（傳遞川崎症訊息）
2011/04	中國時報（春夏之際 川崎症攪局）
2011/04	自由時報（確診病例增 川崎症好發期 兒童小心）
2012/06	自由時報（熱血仁醫 醫網 無遠弗居）
2012/09	聯合報（錯失治療期 心臟血管腫五倍大）
2012/12	中國時報（獲美學會AAAAI頒獎 台灣首位醫師）
2013/02	中國時報（Yeter 一封電郵 牽起跨國合作）
2013/03	蘋果日報（發表30篇論文 冠全國）
2013/04	蘋果日報（發燒五天 長疹 嬰罹川崎症）
2013/05	中國時報（兒童常見川崎症 醫籲重視）
2013/05	自由時報（兒醫發起 川崎症納健康手冊）
2013/09	自由時報（全台首創 川崎症門診）
2014/02	聯合報（川崎症協會 高雄長庚成立）
2014/07	鮮週報（專職罕病研究 造福病童）
2014/08	鮮週報（最棘手兒科疾病 川崎症）
2014/11	蘋果即時新聞（亞洲最強川崎症專家 在高雄）
2014/11	聯合報（川崎症剋星 亞洲第一）
2015/02	華視新聞（6月女罹川崎症 反覆求醫確診）
2015/05	奇摩新聞（五歲以下、發燒五天以上注意~傷「心」的川崎症好發季來了
2015/05	中國時報（紅腫當乳暈 臉友檢舉醫師露點）
2016/03	中國時報（川崎症好發期 今年提早報到）

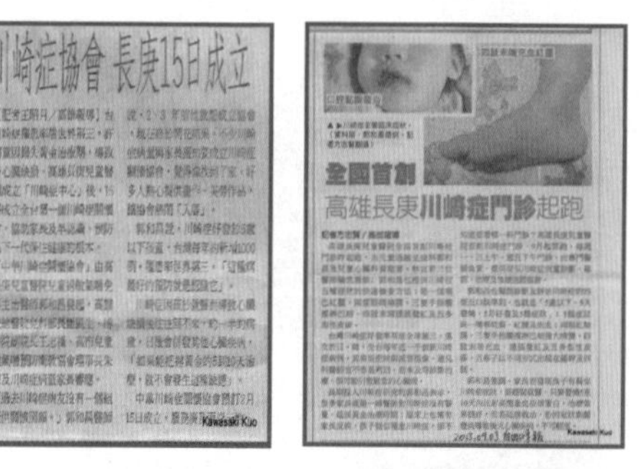
川崎症協會 長庚15日成立

全國首創
高雄長庚川崎症門診起跑

6月女罹川崎症 反覆求醫確診

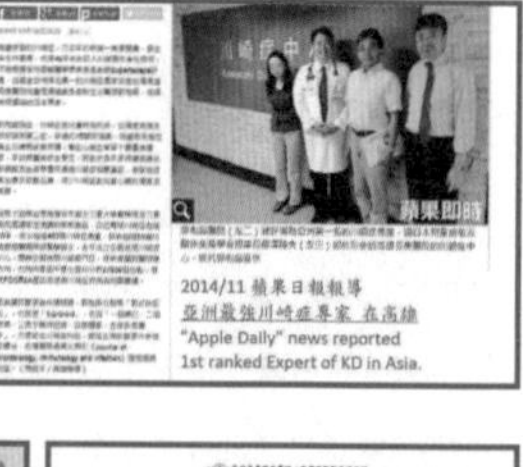
2014/11 蘋果日報報導
亞洲最強川崎症專家 在高雄
"Apple Daily" news reported
1st ranked Expert of KD in Asia.

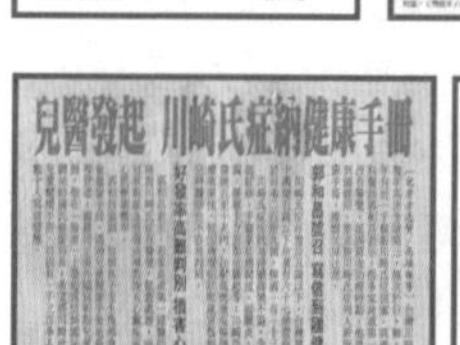
兒醫發起 川崎氏症納健康手冊

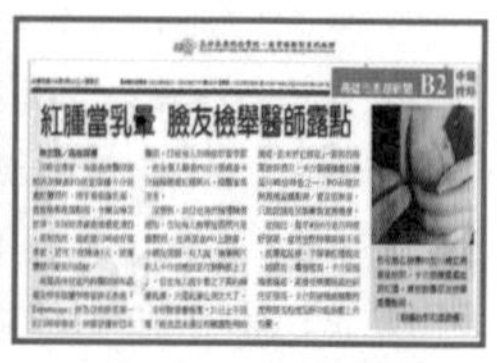
紅腫當乳暈 臉友檢舉醫師露點

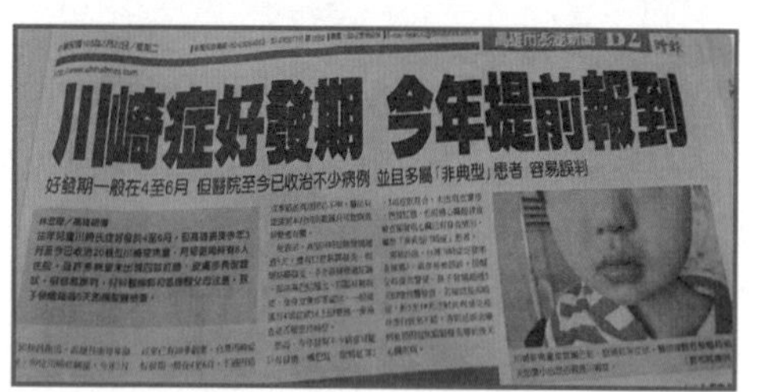
川崎症好發期 今年提前報到
好發期一般在4至6月 但醫院至今已收治不少病例 並且多屬「非典型」患者 容易誤判

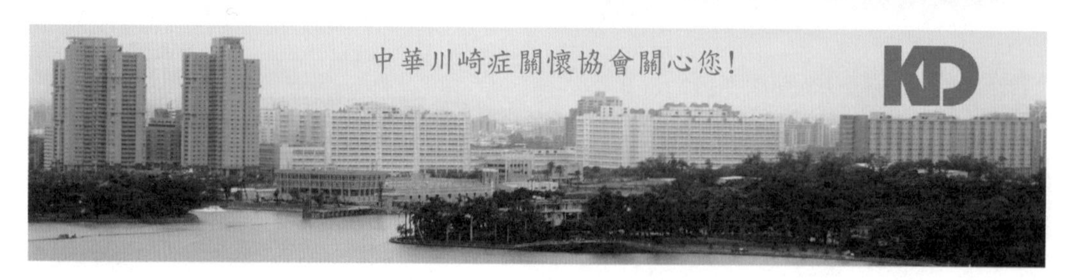

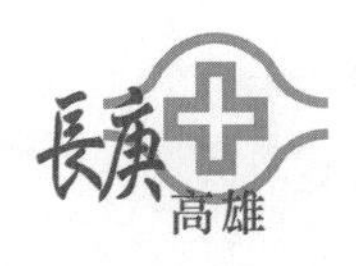

川崎症是否為感染性疾病

有不少的臨床及流行病學的特徵說明川崎症應為一種感染性疾病，例如根據統計好發於特定季節如冬末及春夏季、常有區域性聚集的病例發生，而這些氣候異常、溫差變化大的季節也都是兒童容易感染呼吸道疾病的時機，所以醫界很多小兒感染科的專家們都認為很可能跟某些感染症正在流行有相關；而且疾病的發生往往是急性、具有自限性且對於免疫球蛋白治療反應迅速、如未經治療發燒通常也會在1~2星期後改善，而血管炎大部份也會在2-3個月後緩解；從2009年台大醫院小兒部的報告，根據國家健保資料庫所發表的統計數字中，發現了台灣川崎症一樣有著季節流行特性，可能是屬於某種感染流行造成的一項間接性證據。

在過去這四十幾年來人們雖然很努力的在找尋引起川崎症的病原體，但仍只停留在「瞎子摸象」拼拼湊湊的層面，並無法在川崎症病人身上找到一個確切的感染源。但是，病童身上常出現的病徵，如皮疹、結膜炎、草莓舌、單側頸部淋巴腺腫大、肝脾腫大與亞急性期的肛門與指尖的脫皮，這些都與許多常見的細菌和病毒所造成的兒童感染症相當類似，如猩紅熱(鏈球菌感染)、脫皮及毒性休克症候群(金黃色葡萄球菌感染)、單核球增多症(EB病毒感染)、咽喉結膜熱(腺病毒感染)，尤其是很難去解釋這些病童通常病程在進入亞急性期後的脫皮現象。並且這些小病童們經過適當的治療後，好像產生了疾病免疫力，也很少有再發作的機會。

但是也有一些因素偏向反對川崎症為一種感染性疾病，最主要還是找不到直接有力的證據，如目前為止仍找不到共同的感染源，而且很少見到同一病房的病童因住院而被傳染川崎症或同一學校、幼稚園及家人間的相互傳染的病例。

→目前結論: 找不到一致性感染源且不會傳染

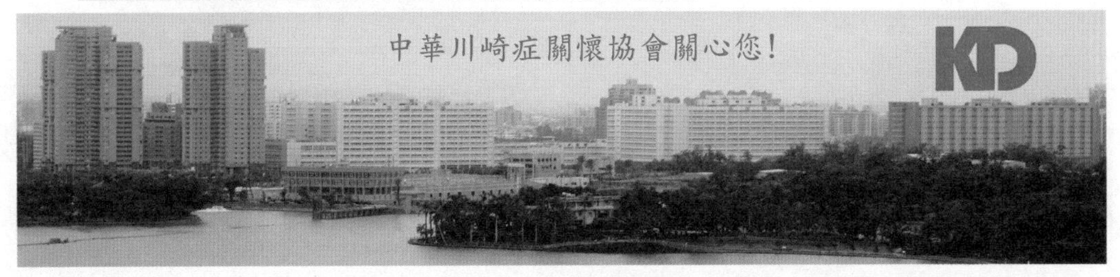

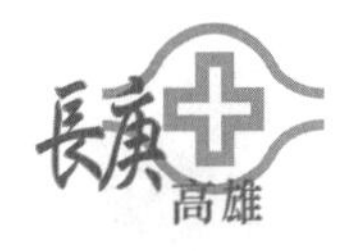

川崎症是否為遺傳性疾病

在日本地區川崎症有很高的發生率，同時也發現日裔美國人比美國及英國本地人的發生率還高，顯示基因在導引川崎症的發生上，亦可能扮演一個潛在但卻重要的因素。文獻上統計患有川崎症的兄弟姐妹間的發生率比一般人還高。強調了基因體質及環境因素的互動在川崎症的成因上是很重要的！

川崎症近年來在全球均有逐漸增加的趨勢，且愈來愈多的證據證明有些基因的多型性和川崎症的發生是有相關的。從1967年川崎症發現以來，第一代川崎症病童到現今已為人父母，的確也發現一些父子或母女二代均罹患川崎症的比例較一般人高出許多，更加強了川崎症是一種與基因相關疾病，甚至遺傳相關疾病的證據力。

川崎症好發於亞洲地區，尤其在日本族群，日本的川崎症發生率高於西方民族至少十倍，即使他們移居至美洲或是歐洲，亞洲裔的兒童比起當地的居民仍然有較高風險會得到川崎症，且患有川崎症小孩的兄弟姊妹比起一般人高出十倍的危險率，而父母患有川崎症的小孩則比起一般人高出二倍罹患率，這現象也暗示川崎症可能與遺傳基因有關。過去二十多年來，世界各國的川崎症研究者們企圖找出造成川崎症發病的相關基因。人類基因體計畫的完成以及基因型鑑定技術的成熟，讓科學家們對尋找川崎症的易感性基因再次燃起一線希望。近幾年來，日本理化學研究所（RIKEN）的科學家尾內善廣（Yoshihiro Onouchi）博士開始對患有川崎症的兄弟姊妹與患者的健康父母進行全基因組掃描研究，其中，至少十個染色體基因座呈現與川崎症相關，許多基因上的單核苷酸多型性（SNPs）也進一步獲得確認。目前，一個普遍接受的理論為：川崎症可能是由多個基因變異所共同影響，而並非是種單一基因變異可以決定之疾病。在台灣我們與中央研究院的研究也發現免疫相關基因CD40及BLK與川崎症有關且與日本Dr. Onouchi發現的基因相同。透過相關基因的研究，於未來也可以利用基因的預測來輔助診斷非典型的川崎症或甚是早期預測免疫球蛋白治療反應不佳及冠狀動脈病變的高危險群，讓我們可以提供更完美且適當的川崎症照護，更趨向於個人化醫療的未來。

→目前結論:與遺傳基因有關但不是一定會遺傳給下一代

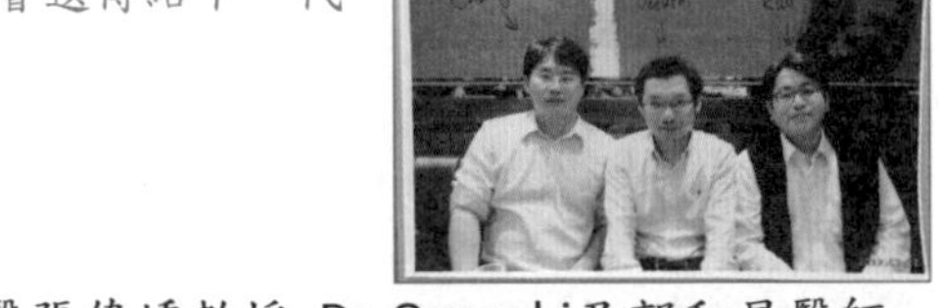

北醫張偉嶠教授 Dr. Onouchi及郭和昌醫師

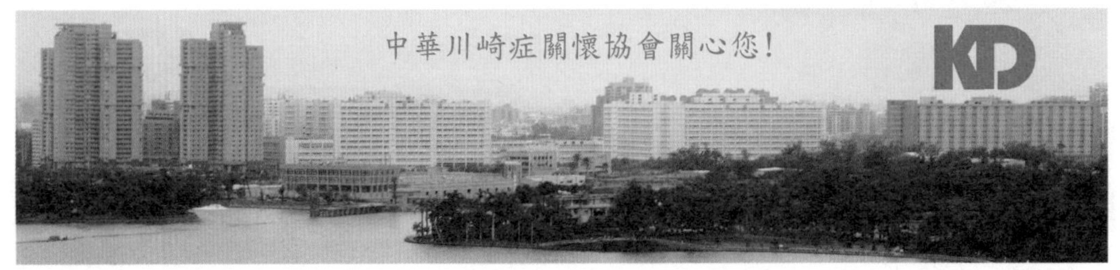

川崎症團隊發表文章

（近五年台灣的發表）

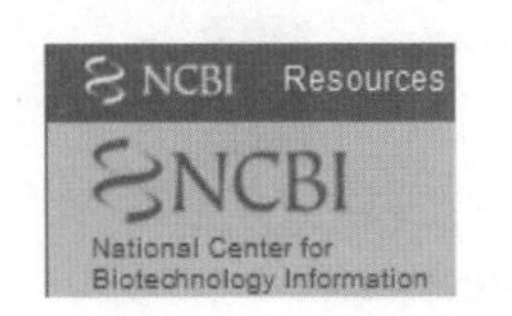

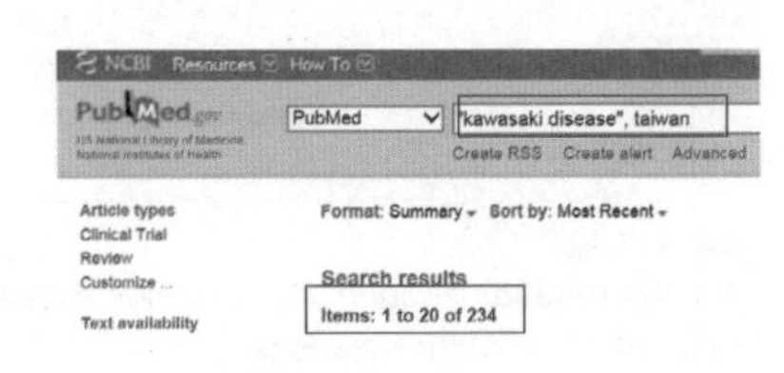

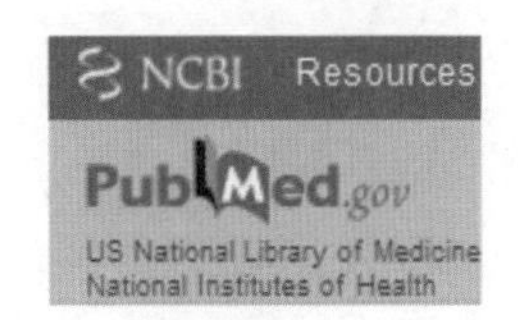

根據國際公開客觀學術文章查詢系統

美國國家醫學圖書館PubMed資料查詢

過去30年（1987-2016）高雄長庚團隊共發表83篇文章

貢獻全台灣發表234篇文章的 1/3

近五年（2011-2016），高雄長庚川崎症團隊共發表49篇文章

貢獻全台灣109篇文章的 45%

2011年高雄長庚團隊發表 7/14 全台灣發表文章數

2012年高雄長庚團隊發表 9/18 全台灣發表文章數

2013年高雄長庚團隊發表 9/20 全台灣發表文章數

2014年高雄長庚團隊發表 7/20 全台灣發表文章數

2015年高雄長庚團隊發表 8/19 全台灣發表文章數

2016年高雄長庚團隊發表 9/18 全台灣發表文章數

統計至2016/09/01

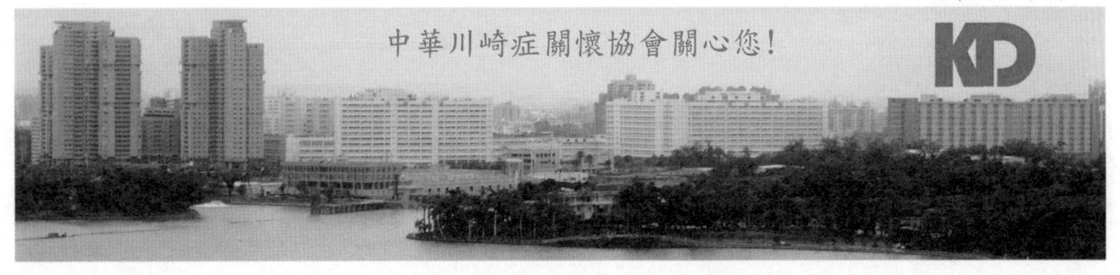

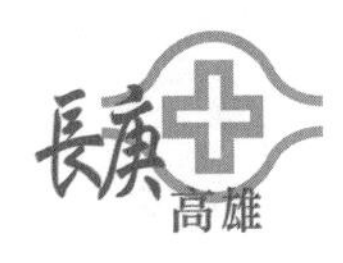

川崎症分子診斷全球先驅

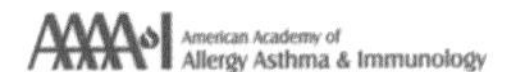

American Academy of Allergy Asthma & Immunology
www.aaaai.org

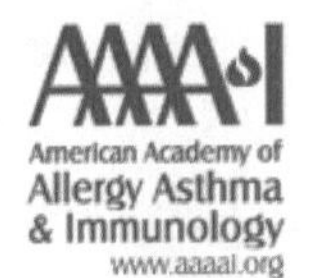

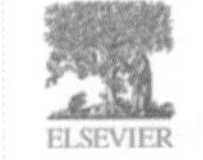

Journal of Allergy and Clinical Immunology
Available online 18 June 2016
In Press, Corrected Proof — Note to users

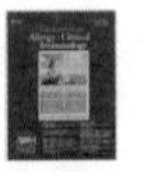

Letter to the Editor

Next-generation sequencing identifies micro-RNA–based biomarker panel for Kawasaki disease

Ho-Chang Kuo, MD, PhD[a, b], Kai-Sheng Hsieh, MD[a, b], Mindy Ming-Huey Guo, MD[a, b], Ken-Pen Weng, MD[c], Luo-Ping Ger, PhD[d], Wen-Ching Chan, PhD[e, f], Sung-Chou Li, PhD[e]

Show more

http://dx.doi.org/10.1016/j.jaci.2016.04.050　　Get rights and content

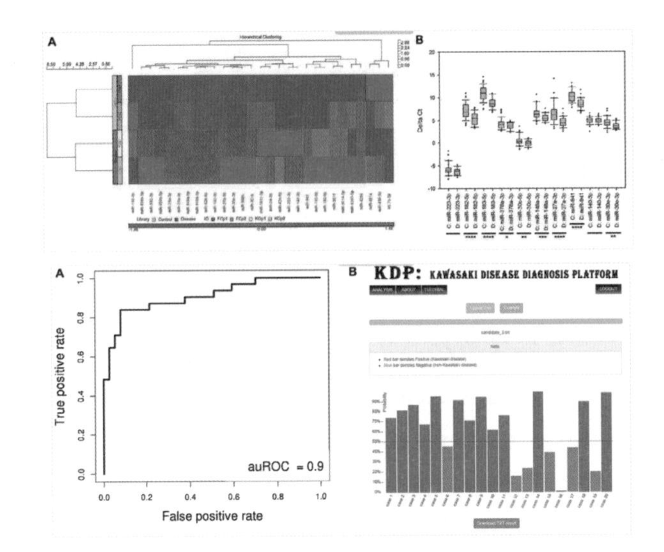

高雄長庚川崎症團隊領先全球開發出川崎症微小核醣核酸分子診斷工具
接受發表於過敏領域，排名第一之國際級期刊，引證係數(SCI IF)高達12.485

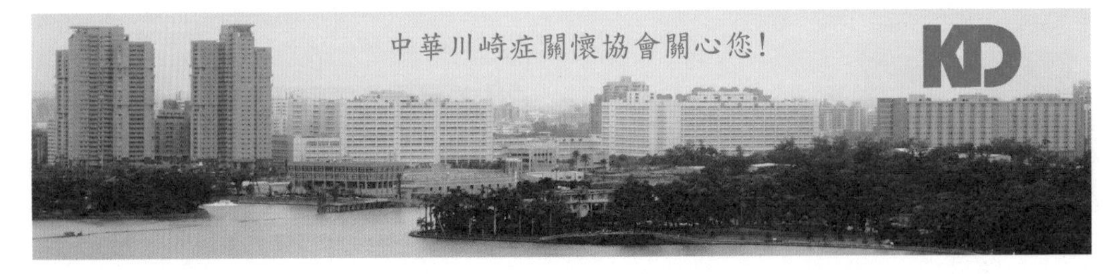

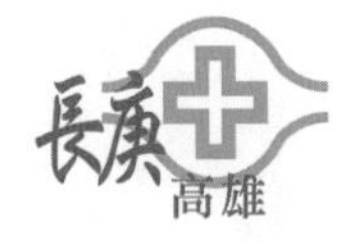

川崎症團隊

（研究+照護+關懷=守護兒童健康）

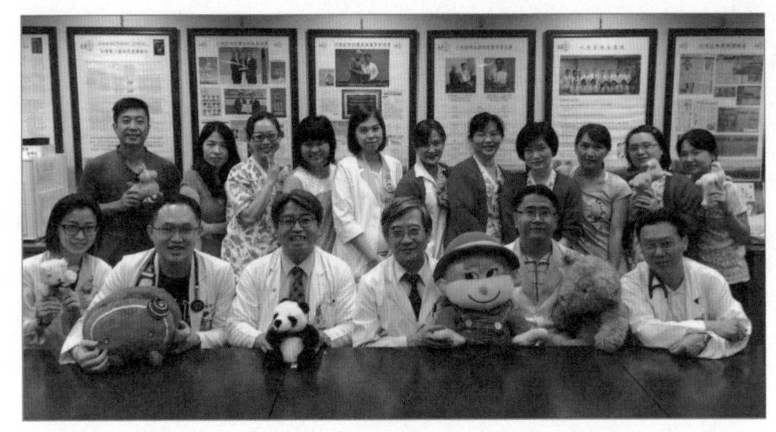

中華川崎症關懷協會、高雄長庚醫院川崎症中心、兒童內科部、復健科、兒童心智科
護理部、醫學研究部、國立嘉義大學、臺北醫學大學、國立中央大學、嘉義長庚醫院、長庚科技大學

謝凱生 教授、黃福辰 副教授、王琳毅 主任、郭和昌 副教授、黃瀛賢 副教授、王亮人 副教授、
于鴻仁 副教授、黃新純 副教授、陳政男 教授、郭星君 副教授、張順福 博士
羅貿鴻 醫師、張鈴偲 醫師、郭明慧 醫師、李松洲 博士、黃連鴻 博士、陳定濰 博士
李榮明 藥師、邱燕甘 督導、林怡攸 護理長、林瓊君 護理長、陳寶純 護理長
侯秋萍 專科護理師、李銘勛 呼吸治療師、蕭淑蓮 營養師
謝其慶 專員、陳美光 助理、林婷薇 心理師、吳佩霖 個案管理師
郭玉霞 助理、朱巧倫 助理、何婷婷 助理、顏菁儀 社服課、胡至甯 秘書

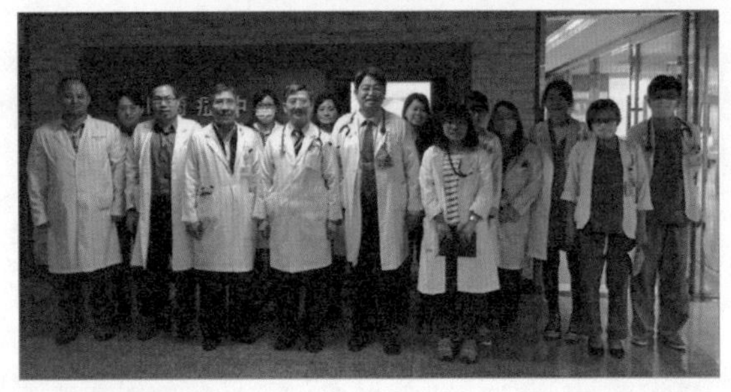

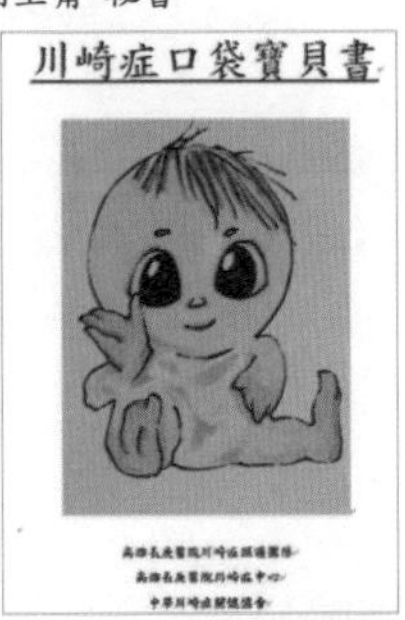

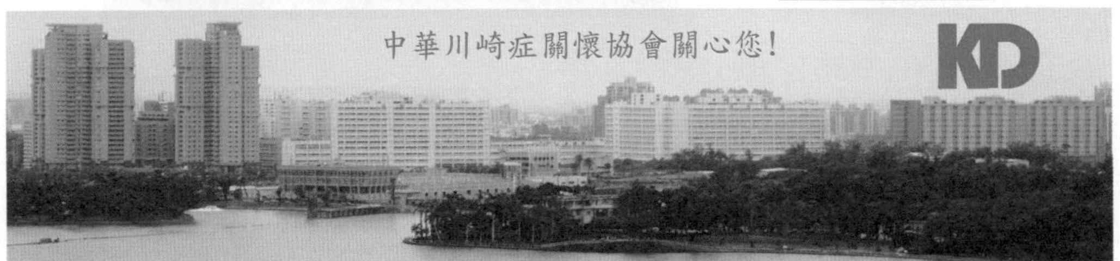